山东省职业教育规划教材

供中等职业教育医药卫生类专业使用

解剖学与组织胚胎学基础

主　编　曲永松　张维烨

副主编　张　波　周　燕　李嘉琳

编　者（按姓氏汉语拼音排序）

陈国永（齐鲁医科大学）

姜晓燕（烟台市莱阳中心医院）

李嘉琳（山东省烟台护士学校）

曲永松（山东省莱阳卫生学校）

孙光杰（招远市第一职业中等专业学校）

徐晓霞（山东省烟台护士学校）

杨鹏飞（山东中医药高等专科学校）

于　宁（山东省莱阳卫生学校）

张　波（泰山护理职业学院）

张洪梅（高唐县职业教育中心学校）

张维烨（山东省青岛卫生学校）

周　燕（山东省莱阳卫生学校）

科　学　出　版　社

北　京

内 容 简 介

　　本书为山东省职业教育规划教材，全书重点介绍人体解剖学、组织学和胚胎学的基础知识。书中内容除绪论外，包括细胞与基本组织、运动系统、消化系统、呼吸系统、泌尿系统、生殖系统、脉管系统、感觉器、神经系统、内分泌系统和人体胚胎学概要。本书在编写过程中充分体现专业基础课为专业课服务的思想，内容精练、重点突出、图文并茂，专设"案例""考点""知识链接"等栏目，将解剖学与组织胚胎学基础知识与临床应用紧密结合，既能提高学生的学习兴趣，又为后续专业课程的学习打下基础。每章后附有自测题，以便学生巩固所学知识。

　　本书可供中等职业教育医药卫生类专业学生使用。

图书在版编目（CIP）数据

　　解剖学与组织胚胎学基础 / 曲永松，张维烨主编 . —北京：科学出版社，2018.8

　山东省职业教育规划教材

　ISBN 978-7-03-057464-0

　Ⅰ．解…　Ⅱ．①曲…　②张…　Ⅲ．①人体解剖学－职业教育－教材 ②人体组织学－人体胚胎学－职业教育－教材　Ⅳ．R32

　中国版本图书馆 CIP 数据核字（2018）第104413号

责任编辑：张映桥　张　晨 / 责任校对：张凤琴
责任印制：张欣秀 / 封面设计：图阅盛世

科 学 出 版 社 出版

北京东黄城根北街16号
邮政编码：100717
http://www.sciencep.com

北京建宏印刷有限公司 印刷

科学出版社发行　　各地新华书店经销

*

2018 年 8 月第 一 版　　开本：787×1092　1/16
2018 年 8 月第一次印刷　　印张：12 1/4
字数：290 000

定价：59.80 元
（如有印装质量问题，我社负责调换）

山东省职业教育规划教材质量审定委员会

Preface 前 言

　　《解剖学与组织胚胎学基础》依据教育部《中等职业学校专业教学标准（试行）》和山东省相关专业教学指导方案，由科学出版社组织编写，供中等职业教育医药卫生类专业学生使用。本书的编写旨在贯彻"以立德树人为根本，以服务发展为宗旨，以促进就业为导向，以适应经济新常态和技术技能人才成长成才需要为目标"的指导思想，为行业发展和区域经济建设培养德才兼备的高素质技术技能人才。

　　本书内容由绪论、细胞与基本组织、运动系统、消化系统、呼吸系统、泌尿系统、生殖系统、脉管系统、感觉器、神经系统、内分泌系统和人体胚胎学概要共十二章组成。在本书内容的编写过程中，我们针对培养目标和培养对象，通过分析专业课程和相关资格考试对《解剖学与组织胚胎学基础》知识的需求，大胆改革教材内容，将人体解剖学、组织学、胚胎学知识进行了有机整合和整体优化，理论阐述体现了专业特点，删减了专业不需要的内容，尽量做到删而有度、简而在理、精而实用，力求有新意、有特色。

　　本书的编写由来自山东省八所院校教学一线的资深教师和来自一所医院的资深专业技术人员完成，他（她）们具有丰富的教学经验。在编写过程中，编写人员认真负责，查阅了大量国内外文献资料，参考了大量国内的相关教材，采用了其中的一些插图，在此，向原著者表示衷心的感谢。同时，本书的编写工作得到了各编者所在单位、科学出版社等单位领导及同行的大力支持和帮助，在此一并表示衷心的感谢！

　　由于编写时间仓促，编写水平有限，不妥之处难免，敬请同行及广大读者不吝赐教，提出宝贵意见，以便该书再版时能够得到进一步的完善。

曲永松　张维烨

2018 年 7 月

Contents 目录

第1章　绪　论

引　言

　　人体是一本无字的书，记录了人类进化历史的轨迹；人体的结构复杂而神奇，充满着无穷的奥秘。让我们从丰富的解剖学与组织胚胎学基础知识中去感受生命的美好、崇高和伟大。

一、解剖学与组织胚胎学基础的定义及地位

　　解剖学与组织胚胎学基础是研究正常人体形态结构及其发生发育规律的科学。学习这门课程的目的，在于理解和掌握正常人体形态结构及其发生发育规律的知识，为学习相关专业课程和其他医学基础课程奠定坚实的基础。只有正确掌握人体的形态结构及其发生发育规律，才能进一步认识和掌握人体生命活动的过程和疾病的发生发展规律，才能科学有效地运用正常人体解剖学与组织胚胎学知识为疾病的诊断、治疗和护理等服务，进而促进人类健康水平的提高。

　　由于研究的角度、手段和目的不同，解剖学与组织胚胎学基础又分出若干门类，如人体解剖学、组织学、胚胎学等。人体解剖学是用刀切割尸体和凭借肉眼观察的方法研究正常人体形态、结构的科学；组织学是借助显微镜观察的方法，研究正常人体的细胞、组织和器官微细结构的科学；胚胎学是研究人体在发生发育过程中形态结构变化规律的科学。

知识链接　　　　　　　　　　　　基础医学的发展

　　跨过黑暗的中世纪后，文艺复兴的火炬点燃，科学艺术重新进入繁荣。解剖学作为现代医学的奠基石首先创建；达·芬奇和米开朗琪罗都在大量人体解剖的基础上贡献出了自己的杰作。当显微镜一出现，人们立即用它来观察自己，组织学和细胞学便应运而生。紧接着，胚胎学、生理学、病理学和生物化学步步为营，一直发展到今天直指生命核心的人类基因组研究和生殖工程学。

二、人体的组成和分部

　　细胞是人体结构和功能的基本单位。形态相似、功能相近的细胞借细胞间质结合在一起，形成组织。人体有4类基本组织，即上皮组织、结缔组织、肌组织和神经组织。几种不同的组织组成具有一定形态并完成一定生理功能的结构称器官，如胃、肺、肾、心等。若干个共同完成某一特定生理功能的器官连接在一起称系统。人体有9大系统：运动系统、消化系统、呼吸系统、泌尿系统、生殖系统、内分泌系统、脉管系统、感觉器和神经系统。其中消化系统、呼吸系统、泌尿系统和生殖系统的大多数器官都位于体腔内，并借一定的孔道与外界相通，总称内脏。

　　人体按外形可分为头、颈、躯干和四肢4部分。头的前部称面，颈的后部称项。躯干分为胸部、腹部、背部、腰部、盆会阴部等。四肢分为上肢和下肢，上肢又分为肩、臂、前臂和手；下肢又分为臀、大腿、小腿和足。

考点：内脏的概念

三、解剖学与组织胚胎学基础常用术语

　　为了正确描述人体各器官的形态、结构和位置关系，解剖学与组织胚胎学基础规定了统一的术语。

（一）解剖学姿势

解剖学姿势是人体直立，两眼向前平视，上肢下垂，下肢并拢，手掌和足尖向前。描述人体的任何结构均应以此姿势为标准。

考点：解剖学姿势的概念

（二）轴

轴是通过人体某部或某结构的假想线，人体共有3种相互垂直的轴（图1-1）。

1. **矢状轴**　呈前后方向，与冠状轴和垂直轴相互垂直的假想线。
2. **冠状轴**　呈左右方向，与矢状轴和垂直轴相互垂直的假想线。

3. **垂直轴**　呈上下方向，与人体长轴平行的假想线。

（三）面

人体或其任何一个局部，均可在解剖学姿势条件下做出3个相互垂直的切面，即矢状面、冠状面与水平面（图1-1）。

1. **矢状面**　在前后方向上垂直纵切人体，将人体分为左、右两部分的切面称矢状面。通过人体正中线的矢状面，称正中矢状面，它将人体分成左、右对称的两部分。

2. **冠状面**　在左右方向上垂直纵切人体，将人体分为前、后两部分的切面称冠状面。

3. **水平面**　在水平方向上，将人体横切为上、下两部分的切面称水平面。

此外，器官的切面一般以器官本身的长轴为依据，凡是与器官长轴平行的切面称纵切面，与其长轴垂直的切面称横切面。

图1-1　人体的轴和面

（四）方位术语

按照人体的解剖学姿势，又规定了一些表示方位的术语。

1. **上和下**　近头顶者为上，近足底者为下。
2. **前和后**　近腹侧面者为前，近背侧面者为后。
3. **内侧和外侧**　近正中矢状面者为内侧，远离正中矢状面者为外侧。
4. **内和外**　是描述空腔器官相互位置关系的术语，近内腔为内，远离内腔者为外。
5. **浅和深**　是描述与体表相对位置关系的术语，近体表者为浅，远离体表而距人体内部中心近者为深。
6. **近侧和远侧**　用于描述四肢各部相互位置关系的术语。距肢体附着部近者为近侧，距肢体附着部远者为远侧。

四、学习解剖学与组织胚胎学基础的基本观点和方法

（一）学习解剖学与组织胚胎学基础的基本观点

要准确认识和理解正常人体形态结构，必须运用进化发展的观点、形态和功能相联系的观点、局部与整体相统一的观点和理论联系实际的观点。只有这样才能全面系统地掌握人体形态

结构的发展规律。

(二) 解剖学与组织胚胎学基础的学习方法

解剖学与组织胚胎学基础是一门形态科学，描述多、名词多，针对其特点采取相应的学习方法是学好解剖学与组织胚胎学基础的关键。

初学者花费一定的时间在理解的基础上去背诵和记忆，记住解剖学与组织胚胎学基础的名词及相对应的结构是必需的。重视实验课，充分利用解剖标本、模型、挂图、活体观察及多媒体等手段，加深理解，增进记忆，会进一步提高分析问题和解决问题的能力。

小 结

解剖学与组织胚胎学基础是研究正常人体形态结构、发生发育规律的科学。为了正确描述人体各器官的位置关系，国际上规定了统一的描述用语。对解剖学与组织胚胎学基础的学习，针对其特点采取相应的学习方法是学好的关键。

自 测 题

一、选择题

（一）A_1 型题

1. 人体的基本组织不包括（　　）

A. 上皮组织　　　　B. 结缔组织

C. 骨组织　　　　　D. 神经组织

E. 肌组织

2. 内脏不包括下列哪个系统的器官（　　）

A. 消化系统　　　　B. 脉管系统

C. 呼吸系统　　　　D. 泌尿系统

E. 生殖系统

3. 关于解剖学姿势的描述错误的是（　　）

A. 身体直立　　　　B. 下肢并拢

C. 足尖向前外　　　D. 两眼向前平视

E. 上肢下垂

4. 用于描述四肢各部相互位置关系的术语是（　　）

A. 前和后　　　　　B. 内和外

C. 浅和深　　　　　D. 内侧和外侧

E. 近侧和远侧

（二）X 型题

5. 下列属于内脏结构的是（　　）

A. 心　　　　　　　B. 胃

C. 输尿管　　　　　D. 肺

E. 子宫

二、简答题

1. 简述人体九大系统的名称。

2. 简述人体的方位术语。

（曲永松）

细胞与基本组织

　　同学们，你有没有这样的发现——当天气干燥时，人的体表会起皮屑；医生常要求发热患者抽血化验；经常进行体育锻炼的人肌肉比较发达……这是为什么呢？下面让我们一起来探究细胞与基本组织的结构。

　　构成人体形态结构和功能的基本单位是细胞。许多形态结构相似、功能相同或相近的细胞借细胞间质结合在一起形成具有一定形态和功能的细胞群，称为组织。按其结构和功能特点，可将人体组织分为上皮组织、结缔组织、肌组织和神经组织，这 4 类组织是构成人体各器官的基本成分，总称基本组织。

第1节　细　　胞

一、细胞的形态

　　细胞是人体结构和功能的基本单位。细胞大小不一，形态各异（图 2-1）。

二、细胞的结构

考点：细胞的结构

　　人体细胞尽管各式各样，但都具有共同的基本结构。在光学显微镜（以下简称光镜）和电子显微镜（以下简称电镜）下，细胞均可分为细胞膜、细胞质和细胞核 3 部分（图 2-2）。

图 2-1　光镜下的细胞结构示意图

柱状细胞　脂肪细胞　白细胞　红细胞　血小板　平滑肌细胞　神经细胞

图 2-2　电镜下的细胞结构示意图

细胞质　粗面内质网　核糖体　滑面内质网　线粒体　细胞膜　核仁　细胞核　高尔基复合体　中心体　溶酶体

（一）细胞膜

　　细胞膜是细胞表面的一层薄膜，主要由脂质、蛋白质和糖类组成。细胞膜在光镜下难以分辨。电镜下，细胞膜呈"两暗夹一明"的 3 层结构，即内、外两层呈深暗色；中间一层呈浅色（图 2-3），细胞内的膜性细胞器也有相似的 3 层结构，常称此种膜为单位膜。液态镶嵌模型学说认为：单位膜是以液态的脂质双分子层为基本骨架，其中镶嵌着蛋白质，这些蛋白质具有重要的生理功能，如物质转运功能、受体功能及免疫功能等。

图 2-3 细胞膜电镜结构示意图

（二）细胞质

细胞质位于细胞膜与细胞核之间，是细胞完成多种生命活动的场所，包括基质、细胞器和内含物 3 部分。

1. 基质　呈透明黏稠半流动的胶体状态。基质中含有水、无机盐、脂质、糖类、蛋白质、氨基酸和核苷酸等，其中许多蛋白质是具有特定催化功能的酶。基质是细胞质内有形成分的生活环境，又是细胞进行多种物质代谢的重要场所。

2. 细胞器　是指悬浮于细胞质基质中的有形成分，具有一定的形态结构，执行一定的生理功能。光镜下可见到的细胞器有线粒体、高尔基复合体、中心体等；电镜下除看到上述细胞器外，还可以看到内质网、核糖体、溶酶体及细胞骨架（微管、微丝和中间丝）等细胞器（图 2-2）。细胞器承载着细胞的生长、维持、修复和控制等方面的功能（表 2-1）。

表 2-1 主要细胞器的名称、形态结构和功能

细胞器	形态结构	功能
线粒体	光镜下呈颗粒状或粗线状；电镜下呈椭圆形；由双层单位膜围成，外膜光滑，内膜折叠成嵴，含多种酶	分解氧化细胞内的营养物质，产生能量（ATP）
内质网	由单位膜围成的管或扁平囊，分为粗面内质网（有核糖体附着）、滑面内质网（无核糖体附着）	粗面内质网与蛋白质合成有关
		滑面内质网与糖类、脂类、固醇类激素的合成有关
高尔基复合体	光镜下呈网状；电镜下为重叠的扁平囊、大泡和小泡。由单位膜围成	对蛋白质进行加工、浓缩；形成分泌颗粒或溶酶体
溶酶体	由单位膜围成球泡状结构，含多种酸性水解酶	消化分解细胞内衰老的细胞器和细胞所吞噬的异物
微体	由单位膜围成的卵圆形小体，含过氧化氢酶	对细胞起保护作用
核糖体	电镜下呈椭圆形小体，由 RNA 和蛋白质构成	合成蛋白质
中心体	由两个互相垂直的中心粒构成	参与细胞分裂
细胞骨架	包括微管、微丝和中间丝	构成细胞支架，参与细胞运动和细胞分裂

案例 2-1

张某，男性，21岁，以全身乏力、易疲劳、进行性肌萎缩收住入院，经详细检查，诊断为线粒体肌病。

问题：线粒体有何功能？

3. **内含物** 是指细胞质内一些不固定的有形成分，但不是细胞器，如脂滴、糖原、色素颗粒等，它们或是细胞储存的营养物质，或是细胞的代谢产物。

（三）细胞核

除血小板和成熟的红细胞外，人体内所有细胞都有细胞核。在电镜下观察，细胞核主要由核膜、核仁、染色质与染色体、核基质构成（图 2-4）。

图 2-4　细胞核立体结构模式图

1. **核膜** 为核表面的一层薄膜。核膜上有核孔，是细胞核和细胞质之间进行物质交换的通道。

2. **核仁** 为圆形或椭圆形的颗粒状结构，一般为1～2个，位置不定，常偏于核的一侧。

3. **染色质与染色体** 电镜下，染色质呈细丝状结构，其化学成分主要是 DNA 和蛋白质。DNA 是人体细胞遗传的物质基础。在细胞分裂期，染色质细丝螺旋化，盘曲缠绕成一条条粗棒状的结构，即染色体。所以染色质与染色体是同一物质在细胞不同时期的两种表现形式。人体细胞有 46 条染色体，组成 23 对。其中 22 对为常染色体；另一对为性染色体，决定人类的性别，在男性为 XY，在女性为 XX。

4. **核基质** 呈透明胶状物，含水、无机盐、各种蛋白质等，为核内代谢活动提供适宜的环境。

知识链接　　　　　　　　　　　　　　　　**细胞的发现**

细胞是英国物理学家罗伯特·胡克于 1665 年发现的。胡克将软木切成薄片，放在他自己制造的光学显微镜下观察，发现软木薄片上有许多蜂窝状的小室，他把这种小室称为"cell"（细胞）。实际上胡克当时所观察到的是只剩下细胞壁的死细胞。但胡克的工作使人们对生物体结构的认识进入到细胞这个微观领域。

案例分析 2-1

线粒体能分解氧化细胞内的营养物质，产生能量（ATP）。

第2节 上皮组织

上皮组织简称上皮，是由大量紧密排列的上皮细胞和少量细胞间质构成。依其形态、分布和功能的不同，分为被覆上皮、腺上皮和特殊上皮3大类。上皮组织具有保护、吸收、分泌、排泄和感觉等功能。本节仅讲述被覆上皮和腺上皮。

一、被覆上皮

被覆上皮是指分布于人体的体表、衬贴在体腔及有腔器官内表面的上皮。一般所说的上皮是指被覆上皮。

（一）被覆上皮的结构特征

被覆上皮的种类较多，但都具有以下共同特征：①细胞多，且排列紧密，呈膜状，细胞间质少；②上皮细胞有明显的极性，即有游离面和基底面，朝向有腔器官的腔面或身体表面的一端游离称游离面，与游离面相对的一端称基底面；③上皮组织一般无血管，其营养来自深部的结缔组织，但常有丰富的感觉神经末梢。

考点：被覆上皮的分类

（二）被覆上皮的类型、结构及分布

根据上皮细胞的层数，被覆上皮分为单层上皮和复层上皮两种。其中单层上皮根据细胞的形态可分为4种，复层上皮根据细胞的形态主要可分为2种（表2-2）。

表2-2 被覆上皮的分类、分布和功能

细胞层数	上皮分类	分布	功能
单层	单层扁平上皮	心、血管和淋巴管内表面（内皮），体腔浆膜表面（间皮）等处	滑润
	单层立方上皮	肾小管、小叶间胆管等处	分泌、吸收
	单层柱状上皮	胃、肠、胆囊、输卵管黏膜和子宫内膜等处	保护、分泌和吸收
	假复层纤毛柱状上皮	呼吸道黏膜	保护和分泌
复层	复层扁平上皮	口腔、食管和阴道黏膜及皮肤表皮等处	保护
	变移上皮	肾盂、输尿管和膀胱黏膜等处	保护

1. 单层扁平上皮　又称单层鳞状上皮，由一层扁平细胞紧密排列而成。从垂直切面看，呈梭形，细胞扁薄，胞质很少，只有含核的部分略厚。从表面观察，细胞呈多边形或不规则形，核椭圆形，位于细胞中央，细胞边缘呈锯齿状，互相嵌合（图2-5）。单层扁平上皮分布广泛：①衬贴于心、血管及淋巴管内腔面的单层扁平上皮称内皮，内皮薄而光滑，有利于液体的流动和物质交换；②被覆于胸膜、腹膜和心包膜等处的单层扁平上皮称间皮，间皮光滑湿润，可减少器官活动时相互间的摩擦；③单层扁平上皮还构成肺泡壁和肾小囊壁。

2. 单层立方上皮　由一层立方形的细胞紧密排列而成。从垂直切面看，细胞呈立方形，核圆形，位于细胞的中央。从表面观察，细胞呈多边形（图2-6）。这种上皮分布于肾小管、小叶间胆管及甲状腺滤泡等处，具有分泌和吸收功能。

3. 单层柱状上皮　由一层棱柱状细胞紧密排列而成。从垂直切面观察，细胞呈高柱状，核椭圆形，靠近细胞的基底部。从表面观察，细胞呈多边形（图2-7）。有些单层柱状上皮细胞之间夹有杯状细胞，能分泌黏液，对上皮细胞起润滑和保护作用。单层柱状上皮多分布于胃、肠、胆囊和子宫等器官的腔面，具有保护、分泌和吸收等功能。

图 2-5   单层扁平上皮模式图
A. 单层扁平上皮；B. 单层扁平上皮（内皮）光镜像

图 2-6   单层立方上皮模式图
A. 单层立方上皮；B. 光镜像

图 2-7   单层柱状上皮模式图
A. 单层柱状上皮；B. 光镜像

4. 假复层纤毛柱状上皮   由柱状细胞、杯状细胞、梭形细胞及锥体形细胞等构成，其中柱状细胞数量最多，其游离面有纤毛。从侧面观察，这种上皮每个细胞都与基膜接触，但只有柱状细胞及杯状细胞的顶端抵达上皮游离面。由于细胞高矮不等，其核的位置也不在同一平面上，看上去似多层，实为一层，因而称为假复层纤毛柱状上皮（图 2-8）。这种上皮主要分布于呼吸道黏膜，其中柱状细胞的纤毛具有节律性摆动的特性，杯状细胞分泌的黏液能黏附尘粒，对呼吸道起湿润和清洁保护作用。

5. 复层扁平上皮   又称复层鳞状上皮，由多层形态不同的细胞紧密排列而成。从垂直切面上看，其浅表部为数层扁平细胞；中间部为数层多边形细胞，体积较大，细胞边界清楚；基底部为一层矮柱状或立方形的细胞（图 2-9），该层细胞分裂增殖能力较强，新形成的细胞不断向表层推移，以补充衰老脱落的表层细胞。复层扁平上皮分布于皮肤的表皮，其表层细胞不断角化、脱落，而分布于口腔、食管和阴道等处的复层扁平上皮不角化。复层扁平上皮具有耐摩擦、阻止异物侵入、损伤后再生修复等作用。

图 2-8　假复层纤毛柱状上皮模式图
A. 假复层纤毛柱状上皮；B. 光镜像

纤毛
杯状细胞
柱状细胞
锥体形细胞
基膜
结缔组织

图 2-9　复层扁平上皮模式图
A. 复层扁平上皮；B. 光镜像

扁平细胞
多边形细胞
基底细胞
结缔组织
毛细血管

6. 变移上皮　又称**移行上皮**，分布于肾盂、输尿管及膀胱等处。其特点是上皮细胞的大小、形状和层数可随器官的收缩与扩张而发生改变。当器官收缩时，上皮变厚，细胞层数变多。当器官扩张时，浅层细胞变扁平，上皮变薄，细胞层数变少（图 2-10）。

表层细胞
深层细胞
基膜
结缔组织

图 2-10　变移上皮模式图（膀胱）
A. 变移上皮；B. 光镜像

（三）上皮组织的特殊结构

由于上皮组织的细胞有明显极性，其细胞的两极常处在不同环境当中，为了适应其功能，细胞的游离面、侧面和基底面常特化形成一些特殊的结构。

图 2-11 单层柱状上皮的微绒毛与细胞连接超微结构模式图

1. 上皮细胞的游离面

（1）微绒毛：在电镜下清晰可见。微绒毛是上皮细胞游离面的细胞膜和细胞质伸出的微细指状突起，其内含有微丝。光镜下所见小肠上皮细胞的纹状缘即是由密集的微绒毛整齐排列而成。微绒毛使细胞的游离表面积显著增大，有利于细胞对物质的吸收（图 2-11）。

（2）纤毛：在光镜下可见。纤毛是上皮细胞游离面的细胞膜和细胞质伸出的较粗长的突起，其内部结构较复杂，主要由微管构成。纤毛可做节律性的摆动，从而将黏附于上皮表面的分泌物及有害物质排出。呼吸道大部分的腔面被覆为有纤毛的上皮（图 2-8）。

2. 上皮细胞的侧面 上皮细胞排列紧密，细胞间隙很窄，在其侧面有一些特殊的细胞间连接结构，常见的有紧密连接、中间连接、桥粒和缝隙连接（图 2-11）。这些结构在电镜下才可见。它们具有加强细胞间牢固联系、封闭细胞间隙、参与细胞间信息传递（缝隙连接）等不同功能。这些结构也存在于结缔组织、肌组织和神经组织内。

3. 上皮细胞的基底面 基膜为上皮细胞的基底面与深部结缔组织之间的薄膜。由于很薄，在 HE 染色切片上一般不能分辨。基膜除具有支持、连接和固定作用外，还是一种半透膜，有利于上皮组织与深部结缔组织进行物质交换（图 2-10）。

二、腺上皮和腺

腺上皮是指以分泌功能为主的上皮，而腺则是以腺上皮为主要成分构成的具有分泌功能的器官。

（一）腺的分类

腺依其分泌物排出方式的不同分为外分泌腺和内分泌腺。外分泌腺的分泌物经导管排到体表或体腔内，如汗腺、唾液腺等；内分泌腺没有导管，也称无管腺，其分泌物经血液和淋巴或组织液输送，如内分泌系统的甲状腺、肾上腺等。

（二）外分泌腺的分类和一般结构

外分泌腺按组成的细胞数量，可分为单细胞腺（如杯状细胞）和多细胞腺（如唾液腺）。多细胞腺大小不等，一般由分泌部和导管部两部分构成（图 2-12）。

1. 分泌部 一般由一层腺上皮细胞围成，中央有腔，腔与腺的导管部相连，具有分泌功能。

2. 导管部 管壁由上皮细胞围成，与分泌部相连，除具有输送分泌物功能外，有的导管其上皮细胞兼有分泌和吸收功能。

考点：结缔组织的分类

A   B   C

图 2-12 外分泌腺的形态分类

A. 单管状腺；B. 复泡状腺；C. 复管泡状腺

第3节　结缔组织

结缔组织由细胞和大量细胞间质构成。与上皮组织相比，结缔组织的主要特点是：①细胞种类多，但数量少，其形态、功能各异，且分布稀疏无极性；②细胞间质多，形态多样，包括无定形匀质状的基质和细丝状的纤维；③不与外界环境直接接触。

在体内结缔组织主要起连接、支持、营养、修复和保护等作用。结缔组织是体内分布最广泛、形式最多样的一种组织，它包括纤维性的固有结缔组织、固态的软骨组织和骨组织及液态的血液等（表 2-3 ）。

表 2-3　结缔组织的分类

类型		细胞	纤维	分布
固有结缔组织	疏松结缔组织	成纤维细胞、巨噬细胞、浆细胞、肥大细胞、脂肪细胞等	胶原纤维、弹性纤维和网状纤维	细胞、组织、器官之间和器官内等
	致密结缔组织	成纤维细胞	胶原纤维和弹性纤维	皮肤真皮、器官被膜、肌腱和韧带等
	网状组织	网状细胞	网状纤维	淋巴组织、淋巴器官和骨髓等
	脂肪组织	脂肪细胞	胶原纤维、弹性纤维和网状纤维	皮下组织、大网膜和黄骨髓等
软骨组织		软骨细胞	胶原原纤维、弹性纤维和胶原纤维	气管、肋软骨、会厌软骨和椎间盘等
骨组织		骨细胞	胶原纤维	骨
血液		血细胞	纤维蛋白原	心和血管内

一、固有结缔组织

（一）疏松结缔组织

疏松结缔组织结构疏松，形似蜂窝，故又称蜂窝组织。其特点是细胞种类多且分散，纤维排列松散，基质含量较多。在体内疏松结缔组织分布广泛，它位于器官之间、组织之间及细胞之间，起连接、支持、营养、防御和修复等作用（图 2-13 ）。

图 2-13　疏松结缔组织铺片模式图

1. 细胞

（1）成纤维细胞：是疏松结缔组织中最主要的细胞，细胞形态不规则，扁平多突起，胞体较大；胞核较大，卵圆形，着色浅，核仁明显；胞质丰富，弱嗜碱性。成纤维细胞能合成基质和纤维，具有较强的再生能力，在人体发育及创伤修复期间，增殖分裂尤为活跃。

（2）巨噬细胞：广布于疏松结缔组织内，细胞形态多样，有圆形、椭圆形和不规则形等，其表面有短而粗的突起，称伪足；胞核较小、圆、染色较深；胞质丰富，多为嗜酸性。

巨噬细胞是血液中的单核细胞进入结缔组织后形成的，具有活跃的变形运动能力，具有吞噬清除体内衰老死亡的细胞、肿瘤细胞、异物和参与免疫应答等功能。

（3）浆细胞：细胞呈圆形或卵圆形；核圆形，多偏于细胞一侧，核染色质呈粗块状，从核中心呈辐射状排列，形似车轮；胞质丰富，嗜碱性。浆细胞能合成和分泌免疫球蛋白（Ig）即抗体，参与体液免疫。浆细胞在正常疏松结缔组织中少见，但在病原微生物易侵入的消化道、呼吸道的黏膜中及慢性炎症部位较多见。

（4）肥大细胞：常成群分布于小血管周围，细胞呈圆形或卵圆形，胞体较大。核小而圆，多位于细胞中央；胞质内充满粗大的异染性颗粒，颗粒内含肝素、组胺、白三烯等生物活性物质。肝素有抗凝血作用；组胺和白三烯可引起荨麻疹、哮喘等过敏反应。

（5）脂肪细胞：单个或成群分布，细胞呈球形，体积较大，胞质内含大的脂滴，常将扁圆形胞核及少量胞质挤至细胞一侧。HE 染色的标本中，脂滴被有机溶剂溶解，使细胞呈空泡状。脂肪细胞能合成和储存脂肪，参与脂类代谢。

2. 细胞间质

（1）纤维：有 3 种，即胶原纤维、弹性纤维和网状纤维。

1）胶原纤维：新鲜时呈白色，有光泽，故又称白纤维。在 3 种纤维中数量最多，HE 染色片上呈粉红色波浪形，常有分支。胶原纤维韧性大，抗拉力强，但弹性较差，它是结缔组织具有支持作用的物质基础。

2）弹性纤维：新鲜时呈黄色，故又称黄纤维。HE 染色片上，染成浅红色，纤维较细，有分支并交织成网。弹性纤维弹性好，但韧性差，其弹性会随着年龄的增长而逐渐减弱。

3）网状纤维：数量最少，纤维细短而分支较多，常相互交织成网。银染色法很容易使它染成黑色，故又称嗜银纤维（图 2-16）。网状纤维主要存在于网状组织，也分布于结缔组织与其他组织交界处。

（2）基质：疏松结缔组织中的基质较多，呈无定形的胶体状，其化学成分主要为蛋白多糖和水。蛋白多糖分子排列成许多微孔状结构，可限制病菌的蔓延和毒素的扩散。此外，基质中含有从毛细血管渗出的液体，称组织液。组织液是组织细胞和血液之间进行物质交换的媒介。

（二）致密结缔组织

致密结缔组织结构致密，由细胞和细胞间质构成。细胞主要是成纤维细胞，细胞间质包括基质和纤维。其特点是细胞和基质成分少，纤维成分多、粗大且排列紧密，纤维主要是胶原纤维和弹性纤维。该组织主要分布于肌腱、韧带、皮肤真皮、巩膜、硬脑膜及许多器官的被膜等处，有支持、连接和保护等作用（图 2-14）。

（三）脂肪组织

脂肪组织主要由大量脂肪细胞群集而成，并由少量疏松结缔组织分隔成许多脂肪小叶（图 2-15）。脂肪组织主要分布于皮下、网膜、系膜和黄骨髓等处，具有储存脂肪、支持、缓冲、保护脏器和维持体温等作用。

图 2-14　致密结缔组织

图 2-15　脂肪组织

　　　　　　　　　　　脂肪组织与肥胖

　　当进食热量多于人体消耗量，造成体内脂肪堆积过多，实测体重超过标准体重 20% 以上者称为肥胖。肥胖是一种多发病，在我国肥胖病患者已超过 7000 万。肥胖病的发生是遗传、饮食生活习惯等多种因素的结果。少年肥胖病是脂肪细胞数量增多的结果；成年则是脂肪细胞体积变大，可达原来的 10 倍。肥胖病的临床表现主要是乏力、气短、活动困难，容易发生糖尿病、高血压、冠心病和胆结石等，严重危害生命健康。因此，医护人员要指导患者，特别是肥胖病患者要合理膳食，养成良好的膳食习惯。

（四）网状组织

　　网状组织由细胞和细胞间质构成。细胞为网状细胞，网状细胞为多突起的星形细胞，细胞突起彼此相互连接成网。细胞间质主要由网状纤维和基质构成，网状纤维相互交织分布于基质中。网状组织存在于造血器官和淋巴组织等处，构成血细胞的发生和淋巴细胞发育的微环境（图 2-16）。

二、软骨组织和软骨

　　软骨组织由软骨细胞和细胞间质构成。软骨是由软骨组织及其周围的软骨膜构成。软骨膜由致密

图 2-16　网状组织

结缔组织构成，对软骨的生长发育、创伤的修复等有重要作用。软骨组织内没有血管，其营养供给来自软骨膜内的血管。

（一）软骨组织的一般结构

　　1. 细胞间质　由纤维和基质构成，呈均质状。基质主要成分为蛋白多糖和水，呈凝胶状。包埋在基质中的纤维主要有胶原纤维和弹性纤维，不同类型的软骨其纤维的数量和种类有较大的差异。

　　2. 软骨细胞　包埋于软骨基质中，软骨细胞所在的腔隙称**软骨陷窝**。软骨细胞的形态与其发育程度有关。靠近软骨周边的软骨细胞比较幼稚，细胞扁而小，常单个分布；从周边向中央越靠近软骨中央部的软骨细胞越大越趋于成熟，细胞呈圆形或椭圆形，常成群分布。

（二）软骨的分类

　　软骨依其细胞间质中所含纤维成分的不同，分为透明软骨、弹性软骨和纤维软骨 3 种类型（图 2-17、图 2-18）。

图 2-17　透明软骨

图 2-18　纤维软骨和弹性软骨
A. 纤维软骨光镜结构像；B. 弹性软骨光镜结构像

　　1. 透明软骨　新鲜时半透明状。软骨细胞位于软骨陷窝内；细胞间质由胶原原纤维和基质构成。透明软骨分布广泛，主要分布于鼻、喉、气管、支气管的软骨、肋软骨及关节软骨等处。

　　2. 弹性软骨　结构与透明软骨相似。软骨细胞位于软骨陷窝内，细胞间质由大量弹性纤维和基质构成，其主要分布于耳郭和会厌等处。

　　3. 纤维软骨　软骨细胞成行排列或散在纤维束之间；细胞间质由基质和大量交叉或平行排列的胶原纤维束构成，有较好的韧性。纤维软骨主要分布于椎间盘、耻骨联合及关节盘等处。

三、骨组织和骨

　　骨组织是人体内一种坚硬的结缔组织，由骨细胞和坚硬的细胞间质构成。骨由骨组织、骨膜和骨髓等构成。

（一）骨组织的一般结构

　　1. 细胞间质　骨组织的细胞间质是一种钙化的细胞间质，由有机物和无机物构成。有机物含量少，其成分为胶原纤维和基质，基质呈凝胶状，具黏合作用；无机物又称骨盐，含量较多，其主要成分为磷酸钙和碳酸钙等。

　　骨胶原纤维被基质黏合在一起，并有钙盐沉积构成薄板状结构，称骨板。骨板内或骨板之间由间质形成的小腔，称骨陷窝，陷窝向周围呈放射状排列的细小管道，称骨小管，相邻骨陷窝的骨小管相互连通（图 2-19）。

图 2-19　骨细胞模式图

2. 骨细胞　位于骨陷窝内，其表面有很多突起伸入骨小管内，相邻骨细胞突起彼此相互接触（图 2-19）。

（二）骨密质和骨松质的结构特点

骨是人体的主要支架，同时也是人体内最大的"钙库"，体内 90% 的钙以骨盐的形式储存在骨内。以长骨为例说明骨的结构。

骨主要由骨组织构成，其表面覆盖有骨膜和关节软骨，内部为骨髓腔，骨髓填充其中，骨组织形成的骨板构成了骨密质和骨松质。

1. 骨密质　位于长骨的骨干和骨骺的表面，由致密规则排列的骨板及分布于骨板内、骨板间的骨细胞构成。骨板有 4 种：①外环骨板：位于骨干表面，较厚，由几层到十几层骨板构成，其排列与骨干表面平行；②内环骨板：位于骨髓腔面，为几层排列不规则的骨板；③骨单位：又称哈弗斯系统，位于内、外环骨板之间，由一条纵行的中央管和以中央管为中心呈同心圆排列的数层骨板构成，是长骨骨密质的主要结构单位；④间骨板：为位于骨单位之间，排列不规则的骨板，是骨改建过程中，旧的骨单位残留的遗迹（图 2-20、图 2-21）。

图 2-20　长骨结构模式图

图 2-21　长骨磨片（横切面）

2. 骨松质　主要位于长骨两端的骨骺内。由许多细片状或针状骨小梁交织而成，骨小梁则由不规则骨板及骨细胞构成。小梁之间有很多空隙，其内含有红骨髓、血管和神经等。

四、血　液

血液是流动于心血管内的液态结缔组织，约占成人体重的 7%，健康成人的有效循环血量约为 5L。血液由血浆和血细胞组成。

（一）血浆

血浆为淡黄色的液体，相当于细胞间质，约占血液容积的 55%，其中 90% 是水，其余为血浆蛋白（包括白蛋白、球蛋白、纤维蛋白原）、酶、营养物质（糖类、脂类、维生素）、代谢产物、激素及无机盐等。

血液流出血管后，溶解状态的纤维蛋白原将转变成不溶解状态的纤维蛋白，血液凝固成血块，其析出的淡黄色透明液体，称血清。

考点：血细胞的分类及计数

（二）血细胞

血细胞约占血液容积的 45%，包括红细胞、白细胞和血小板。正常情况下血细胞有稳定的

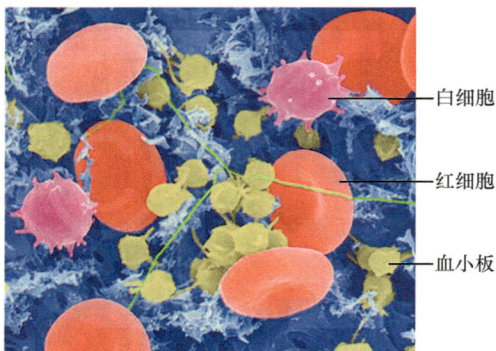

图 2-22　血细胞电镜扫描像

白细胞
红细胞
血小板

形态结构、数量和比例。血细胞的形态结构，通常采用 Wright 或 Giemsa 染色的血液涂片标本进行光镜观察（图 2-22）。

1. 红细胞　是血液中数量最多的一种细胞。成熟的红细胞呈双凹圆盘状，中央较薄，周缘较厚，表面光滑。无细胞核及细胞器。在胞质中充满大量血红蛋白。健康成年人男性红细胞总数为（4.0～5.5）×10¹²/L，女性为（3.5～5.0）×10¹²/L。血红蛋白的正常含量男性为 120～150g/L，女性为 110～140g/L。血红蛋白使血液显示红色，具有结合和运输 O_2 和 CO_2 的功能。若外周血中红细胞数少于 $3.0×10^{12}/L$ 或血红蛋白含量低于 100g/L，称为贫血。

正常成人的外周血中还有少量未完全成熟的红细胞，称网织红细胞。成人血液中网织红细胞占红细胞总数的 0.5%～1.5%，新生儿可达 3%～6%。网织红细胞数值的变化，可作为了解骨髓造血功能的一种指标。

红细胞的寿命平均为 120 天，衰老的红细胞被肝、脾、骨髓等处的巨噬细胞所吞噬。

2. 白细胞　是一种无色、有核、呈球形的血细胞，胞体一般比红细胞大，能通过变形穿过毛细血管壁进入疏松结缔组织中，具有防御和免疫功能。健康成年人白细胞总数为 $4×10^9$～$10×10^9/L$，男女无明显差别，婴幼儿稍高于成人。在某些病理情况下，白细胞数量可显著高于或低于正常值。

血液内白细胞数量相对红细胞虽少，但种类较多。光镜下，白细胞依其胞质中有无特殊颗粒分为有粒白细胞和无粒白细胞两类。有粒白细胞按特殊颗粒的嗜色性不同，分为中性粒细胞、嗜酸性粒细胞和嗜碱性粒细胞；无粒白细胞分为单核细胞和淋巴细胞两种（图 2-23）。

图 2-23　白细胞光镜结构模式图
A. 中性粒细胞；B. 嗜酸性粒细胞；C. 嗜碱性粒细胞；D. 单核细胞；E. 淋巴细胞

（1）中性粒细胞：占白细胞总数的 50%～70%，是白细胞中数量最多的一种。细胞呈球形；细胞核呈杆状或分叶状，分叶状核一般分为 2～5 叶，叶间有细丝相连，随细胞的衰老，核分叶增多；细胞质中充满细小而分布均匀的淡紫红色颗粒。中性粒细胞具有十分活跃的变形运动和吞噬功能，当机体受到细菌严重感染时，白细胞的数量增多，中性粒细胞的比例也显著增高。中性粒细胞在血液中停留 6～7 小时，在组织中可存活 1～3 天。

（2）嗜酸性粒细胞：占白细胞总数的 0.5%～3%。细胞呈球形；核常分 2 叶，呈"八"字形；胞质内充满粗大、分布均匀的橘红色嗜酸性颗粒，颗粒内含有多种酶，如酸性磷酸酶、过氧化物酶和组胺酶等。它能吞噬抗原抗体复合物，释放组胺酶灭活组胺，从而减轻过敏反应。嗜酸性粒细胞有抗过敏和抗寄生虫作用。在过敏性疾病（如支气管哮喘）或寄生虫病时，血液中嗜酸性粒细胞会明显增多。嗜酸性粒细胞在血液中停留 6～8 小时，在组织中可存活 8～12 天。

（3）嗜碱性粒细胞：占白细胞总数的 0～1%，在白细胞中数量最少。细胞呈球形；胞核分叶呈"S"形或不规则形，着色较浅，常被胞质颗粒遮盖而轮廓不清；胞质内充满分布不均、大小不等、染成紫蓝色的嗜碱性颗粒，颗粒内有肝素、组胺等。功能与肥大细胞相似，参与过敏反应。嗜碱性粒细胞在血液中仅停留数小时，在组织中可存活 12～15 天。

（4）单核细胞：占白细胞总数的 3%～8%，是白细胞中体积最大的细胞。细胞呈圆形或卵圆形；胞核形态多样，呈卵圆形、肾形、蹄铁形或不规则形等，着色较浅；胞质较多，呈弱嗜碱性，染成淡灰蓝色，内含许多细小的嗜天青颗粒，颗粒内含有多种酶，如酸性磷酸酶、过氧化物酶等。单核细胞具有活跃的变形运动和一定的吞噬能力，它在血液中停留 1～2 天后，即离开血管进入结缔组织或其他组织，分化为具有吞噬功能的巨噬细胞等。

（5）淋巴细胞：占白细胞总数的 20%～30%。细胞呈圆形或椭圆形，大小不等；胞核圆形占细胞的大部，一侧常有小凹陷，着色深；胞质很少，在核周成一窄缘，染成天蓝色，内含少量嗜天青颗粒。

根据淋巴细胞的发生部位、表面特征、寿命长短和免疫功能的不同，淋巴细胞可分为 T 淋巴细胞、B 淋巴细胞等。T 淋巴细胞参与细胞免疫；B 淋巴细胞参与体液免疫。

3. 血小板　是骨髓中巨核细胞胞质脱落而成，故无细胞核，但有一些细胞器，表面细胞膜完整，呈双凸圆盘状，其体积小。在血涂片中，血小板呈多角形，常聚集成群。血小板数量变动很大，健康成年人为（100～300）×10⁹/L，寿命为 7～14 天。血小板主要是在止血、凝血过程中起重要作用。

第4节　肌　组　织

肌组织主要由肌细胞构成，在肌细胞之间有少量的结缔组织，丰富的血管、淋巴管和神经等。肌细胞细长呈纤维状，又称肌纤维，其细胞膜称肌膜，细胞质称肌浆。根据形态结构和功能特点，肌组织可分为骨骼肌、心肌和平滑肌 3 类。

一、骨　骼　肌

骨骼肌借肌腱附于骨上，主要由许多平行排列的骨骼肌纤维构成。骨骼肌收缩迅速而有力，并受意识支配，属随意肌，因骨骼肌纤维在光镜下有明显的横纹，又称横纹肌。

光镜下，骨骼肌纤维呈细长的圆柱状，长短不一，短的仅数毫米，长的可超过 10cm。胞核呈扁椭圆形，数量较多，一条骨骼肌纤维有数十个到上百个细胞核，位于细胞周缘，紧靠肌膜，呈扁椭圆形（图 2-24）。

骨骼肌的肌浆内含有大量与肌纤维长轴平行排列的肌原纤维。每条肌原纤维都有许多色浅的明带（又称 I 带）和色深的暗带（又称 A 带），明带和暗带交替排列，相邻各条肌原纤维的明带和暗带都整齐地排列在同一平面上，所以整条骨骼肌纤维显示出明暗相间的横纹。在普通染色的标本上，暗带中央有一条浅色窄带称 H 带，H 带中央有一条深色的 M 线，明带中央则有一条深色的细线称 Z 线。相邻两条 Z 线之间的一段肌原纤维称肌节，它是骨骼肌纤维结构和功能的基本单位，每个肌节都由 1/2 I 带＋A 带＋1/2 I 带所组成（图 2-25）。

图 2-24　骨骼肌纵切和横切光镜结构像
A. 纵切面光镜结构像；B. 纵、横切面光镜结构像

图 2-25　肌节示意图

二、心　　肌

心肌主要由心肌纤维构成，其间有少量的结缔组织和丰富的毛细血管。分布于心脏和邻近心脏的大血管根部的管壁中。心肌收缩具有自动节律性，缓慢而持久，不易疲劳，且不受意识支配，属不随意肌。

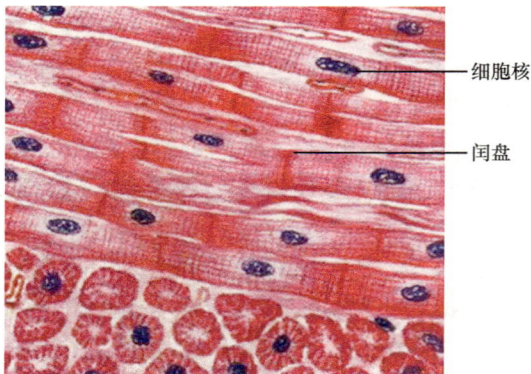

图 2-26　心肌纵切和横切图

心肌纤维呈短圆柱状，有分支，彼此吻合成网。相邻心肌纤维的连接处形成的结构称闰盘，在一般染色标本中其着色较深，呈横行或阶梯状细线。一般有 1 个细胞核，少数为 2 个核，核卵圆形，位于细胞中央；肌浆较丰富；心肌纤维在纵切面上也显示横纹，但不如骨骼肌纤维的明显（图 2-26）。

三、平　滑　肌

平滑肌主要由平滑肌纤维构成，广泛分布于许多内脏器官管壁和血管壁等处。平滑肌的特点是收缩缓慢而持久，不易疲劳，不受意识支配，属不随意肌。

平滑肌纤维呈长梭形，无横纹，大小不一。细胞核呈长椭圆形或杆状，只有一个，位于细

胞中央，胞质嗜酸性。平滑肌纤维除少数在内脏器官中呈单个分散存在外，绝大部分平行成束或成层排列，在同一层平滑肌纤维多平行排列并相互嵌合（图 2-27）。

图 2-27　平滑肌纵切和横切图

第 5 节　神 经 组 织

神经组织是构成神经系统的主要成分，由神经细胞和神经胶质细胞构成。神经细胞是神经系统的基本结构和功能单位，故又称神经元。神经元的数量庞大，它具有接受刺激、传导冲动和整合信息的生理功能，有些神经元还具有内分泌功能。神经胶质细胞不具有神经元的生理功能，但对神经元起支持、保护、绝缘、营养等作用。

一、神 经 元

神经元是神经组织的主要成分，其形态多样，由胞体和突起两部分组成（图 2-28）。

（一）神经元的形态结构

1. 胞体　大小不一，形态各异，有圆形、星形、梭形、锥形等多种形态，是神经元的代谢和营养中心（图 2-29）。

（1）细胞膜：为神经元表面的薄膜，它具有接受刺激、产生并传导神经冲动和信息处理的功能。

（2）细胞核：大而圆，着色较浅，位于胞体中央，核仁大而明显。

（3）细胞质：其内除含有一般细胞器外，还含有两种神经元特有的细胞器即嗜染质和神经原纤维。

图 2-28　神经元结构模式图

1）嗜染质：又称尼氏体，呈嗜碱性，经 HE 染色，染成紫蓝色，光镜下为颗粒状或小块状结构，分散在细胞质和树突内。电镜下，嗜染质由大量平行排列的粗面内质网和散在其间的游离核糖体构成，它能合成蛋白质和神经递质。

2）神经原纤维：在 HE 染色切片中，不能分辨，经镀银染色，神经原纤维染成棕黑色，呈细丝状，在胞体内相互交织成网，并伸入到树突和轴突内。除具有支持神经元的作用外，还参

图 2-29　神经元

与神经递质及离子等物质的运输。

2. 突起　由神经元的细胞膜和细胞质突出形成，依据其形态结构和功能可分为树突和轴突两种。

（1）树突：较短有分支，呈树枝状，每个神经元有 1 个或多个树突，其内部结构与胞体相似，也含有嗜染质和神经原纤维。树突的主要功能是接受刺激，并将神经冲动传给胞体。

（2）轴突：一般比树突细，呈细索状。每个神经元只有 1 个轴突，其长短不一，短的仅数微米，长的可达 1m 以上。表面光滑，分支较少。轴突起始部呈圆锥形称轴丘，轴丘与轴突内均没有嗜染质。轴突的主要功能是将神经冲动由胞体传递给其他神经元或效应器（图 2-28）。

（二）神经元的分类

神经元通常以突起的数目和功能两种方法进行分类。

1. 按神经元的突起数目分类　①多极神经元，从神经元胞体发出多个突起，其中有 1 个为轴突，多个为树突，如脊髓前角的运动神经元；②双极神经元，从神经元胞体发出两个突起，1 个为轴突，1 个为树突，如视网膜双极神经元；③假单极神经元，这种神经元从胞体只发出一个突起，但在离胞体不远处，突起即分为两个分支，一支为周围突，分布到外周组织和器官，另一支为中枢突，伸向脑和脊髓（图 2-30）。

2. 按神经元的功能分类　①感觉神经元，也称传入神经元，多为假单极神经元，可接受体内、外各种刺激，将刺激转化为神经冲动传向中枢；②运动神经元，也称传出神经元，多为多极神经元，它能把中枢发出的神经冲动传给肌肉或腺体调节其活动；③中间神经元，也称联络神经元，介于感觉和运动两类神经元之间，起联络作用。人类神经系统中，中间神经元数量最多，约占神经元总数的 99%，构成中枢神经系统内的复杂网络。

考点：突触的基本结构

图 2-30　几种不同形态的神经元模式图
A. 多极神经元；B. 双极神经元；C. 假单极神经元

（三）突触

突触是神经元与神经元之间，或神经元与其他效应细胞（肌细胞、腺细胞）之间的一种特化的细胞连接，它是神经元传递信息的重要结构。

突触按神经元接触部位的不同可分为轴 - 体、轴 - 树和轴 - 轴等突触；按功能的不同可分为兴奋性突触和抑制性突触；按神经冲动传递方式的不同，突触可分为电突触和化学突触两类。电突触即缝隙连接，神经元之间以电流作为信息媒介。化学突触以化学物质（神经递质）作为传递信息的载体，即一般所说的突触。

电镜下观察，化学突触包括 3 部分（图 2-31）。

1. 突触前部　是轴突末端的球形膨大部分，该处的细胞膜为突触前膜，突触前膜侧胞质中含有许多突触小泡和线粒体等，突触小泡内含神经递质。

图 2-31　化学突触超微结构模式图

2. 突触后部　是与突触前部相对应的树突或胞体的部分，与突触前膜相接触的细胞膜为突触后膜，膜上具有特异性接受神经递质的受体。

3. 突触间隙　是突触前膜和突触后膜之间的狭小间隙，宽 15～30nm。

当神经冲动传至突触前膜时，突触小泡移向突触前膜并与之融合，通过出胞作用将神经递质释放到突触间隙内，通过突触间隙神经递质到达突触后膜与后膜上的相应受体结合，从而引起突触后神经元的兴奋或抑制。化学突触神经冲动传导的特点是单向性的，即只能由突触前神经元传到突触后神经元，不能逆向传导。

二、神经胶质细胞

神经胶质细胞广泛分布于神经系统中，神经胶质细胞一般较神经细胞小，具有突起，但不分树突和轴突。根据其分布的位置不同，神经胶质细胞可分为中枢神经系统的神经胶质细胞和周围神经系统的神经胶质细胞。

（一）中枢神经系统的神经胶质细胞

中枢神经系统的神经胶质细胞主要有星形胶质细胞、少突胶质细胞和小胶质细胞 3 种（图 2-32）。

图 2-32　中枢神经系统的几种神经胶质细胞模式图

1. 星形胶质细胞　是神经胶质细胞最大的一种，胞体上有许多突起呈星形。其在神经冲动的传导过程中起绝缘作用，并参与血 - 脑屏障的构成。

2. 少突胶质细胞　胞体较小，参与中枢神经系统中有髓神经纤维髓鞘的构成。

3. 小胶质细胞　是最小的一种神经胶质细胞，来源于血液中的单核细胞，具有吞噬功能。

（二）周围神经系统的神经胶质细胞

周围神经系统的神经胶质细胞主要包括神经膜细胞，也称施万细胞，它包裹在神经元突起的外面，参与构成周围神经系统的神经纤维，有营养、保护和绝缘作用。

三、神经纤维

神经纤维是由神经元的长突起和包在它外面的神经胶质细胞构成的结构。神经纤维根据有无髓鞘可分为两类。

（一）有髓神经纤维

1. 周围神经系统的有髓神经纤维　是由位于中央的神经元的长突起及周围的髓鞘和神经膜构成。一个神经膜细胞只包裹一段神经元的长突起，故髓鞘和神经膜呈节段性。相邻节段间的无髓鞘缩窄部，称郎飞结。相邻郎飞结之间的一段神经纤维称结间体（图 2-33）。

图 2-33　周围神经系统有髓神经纤维模式图

2. 中枢神经系统的有髓神经纤维　结构与周围神经系统的有髓神经纤维基本相同，但它的髓鞘是由少突胶质细胞的突起包卷而成。

由于髓鞘的绝缘作用，有髓神经纤维的兴奋只发生在郎飞结处的轴膜上，使神经冲动的传导从一个郎飞结跳到下一个郎飞结，呈跳跃式传导，故其传导速度快。

（二）无髓神经纤维

周围神经系统的无髓神经纤维由较细的神经元长突起和包在它外面的神经膜细胞构成，但神经膜细胞不形成髓鞘，也无郎飞结。无髓神经纤维神经冲动传导是连续式的，故其传导速度比有髓神经纤维慢（图 2-34）。

图 2-34　神经冲动在有髓和无髓神经纤维上的传导模式图
A. 有髓神经纤维；B. 无髓神经纤维

四、神经末梢

神经末梢是周围神经纤维的终末部分终止于其他组织或器官内所形成的结构。按其功能的不同可分为两大类。

（一）感觉神经末梢

感觉神经末梢是感觉神经纤维的终末部分与所在组织共同形成的结构，又称感受器。它能接受体内、外环境的各种刺激，并将刺激转化为神经冲动，传向中枢，产生感觉。感受器种类很多，根据形态结构的不同，可分两类（图 2-35）。

图 2-35　各种感觉神经末梢
A. 游离神经末梢；B. 触觉小体；C. 环层小体；D. 肌酸

1. 游离神经末梢　是感觉神经纤维的终末脱去髓鞘反复分支而成，其裸露的细支广泛分布于表皮、角膜、黏膜上皮等处，能感受冷、热和痛的刺激。

2. 有被囊神经末梢　神经纤维末梢外面包裹有结缔组织被囊，种类较多，常见的有如下几种：①触觉小体，呈卵圆形，分布于皮肤的真皮乳头层内，以手指的掌侧面、足底皮肤内最多，能感受触觉；②环层小体，呈圆形或卵圆形，广泛分布于皮下组织、肠系膜、韧带和关节囊等处，能感受压觉和振动觉；③肌梭，是梭形小体，分布于骨骼肌内，能感受肌纤维的伸缩变化，在骨骼肌的活动中起重要调节作用。

（二）运动神经末梢

运动神经末梢是运动神经纤维的终末部分，分布于肌组织和腺体所形成的结构，又称效应器。其功能是支配肌纤维的收缩和调节腺体的分泌（图 2-36）。

分布于骨骼肌的运动神经末梢称运动终板，神经纤维接近肌细胞时失去髓鞘，裸露的轴突终末呈爪样或花朵状附于肌膜上，连接处呈椭圆形板状隆起。电镜观察，运动终板的结构与化学突触相似，所以运动终板也称为神经肌突触。

图 2-36　运动神经末梢

小　结

细胞由细胞膜、细胞质和细胞核 3 部分构成。上皮组织可分为被覆上皮、腺上皮和特殊上皮。被覆上皮覆盖于体表或衬贴在体内各种管、腔和囊的内表面；腺上皮是构成腺的主要成分。结缔组织是人体内分布最广、形态最多的一种组织，包括纤维性的固有结缔组织、固态的软骨组织和骨组织、液态的血液。人体的肌组织有骨骼肌、心肌和平滑肌，骨骼肌属随意肌，心肌和平滑肌属不随意肌，且心肌收缩具有自主节律性、不易疲劳的特点。

　　神经组织由神经细胞和神经胶质细胞组成。神经细胞是神经系统结构和功能的基本单位，其具有接受刺激、传导冲动和整合信息的能力；神经胶质细胞在数量上远多于神经细胞，神经胶质细胞对神经元起支持、保护、营养和绝缘等作用。

自 测 题

一、选择题

（一）A₁ 型题

1. 下列关于被覆上皮特点错误的是（　　）

A. 细胞多且排列紧密

B. 细胞间质少

C. 细胞具有极性

D. 功能多样

E. 无血管和神经分布

2. 下列器官衬有内皮的是（　　）

A. 气管　　　　　B. 食管

C. 血管　　　　　D. 肾小管

E. 输尿管

3. 人体最大的"钙库"是（　　）

A. 血液　　　　　B. 软骨

C. 骨组织　　　　D. 骨骼肌

E. 脂肪

4. 能合成纤维和基质的细胞是（　　）

A. 肥大细胞　　　B. 巨噬细胞

C. 成纤维细胞　　D. 浆细胞

E. 脂肪细胞

5. 神经系统结构和功能的基本单位是（　　）

A. 神经胶质细胞　B. 神经纤维

C. 神经元　　　　D. 突触

E. 神经末梢

（二）A₂ 型题

6. 糖尿病患者的下肢较易出现伤口不愈合的问题，若不谨慎处理更易引发蜂窝组织炎甚至局部坏死性筋膜炎而须截肢，甚至死亡。请问蜂窝组织是指什么组织（　　）

A. 脂肪组织　　　B. 网状组织

C. 软骨组织　　　D. 疏松结缔组织

E. 致密结缔组织

7. 患者，男性，30 岁，初步诊断为血吸虫病，血液检查哪种血细胞会明显增多（　　）

A. 中性粒细胞　　B. 嗜酸性粒细胞

C. 嗜碱性粒细胞　D. 红细胞

E. 血小板

（三）X 型题

8. 疏松结缔组织的细胞成分有（　　）

A. 成纤维细胞　　B. 肥大细胞

C. 浆细胞　　　　D. 脂肪细胞

E. 巨噬细胞

9. 血细胞包括（　　）

A. 红细胞　　　　B. 有粒白细胞

C. 血小板　　　　D. 无粒白细胞

E. 以上都是

二、简答题

1. 简述被覆上皮的分类、各类被覆上皮的分布和功能。

2. 简述疏松结缔组织的构成和各构成部分的功能。

3. 简述各种血细胞的形态结构和功能。

（徐晓霞）

运 动 系 统

常言道："生命在于运动"。其实生命本身就是一种复杂而奇妙的运动，运动能使"生命之树常青，生命之水常流，生命之花常开，生命之果常结"。那么，运动系统是如何组成的？参与运动的器官有哪些？各有何作用？让我们带着这些问题一起来探究人体运动系统的奥秘。

运动系统由骨、骨连结和骨骼肌组成，其功能是支持、保护和运动。全身的骨借骨连结构成了人体的支架——骨骼（图 3-1）。骨骼肌附着于骨，通过收缩和舒张，牵引骨骼产生运动。在运动中，骨起杠杆作用，骨连结是运动的枢纽，而骨骼肌则是运动的动力器官。

图 3-1　全身骨骼

考点：运动系统的组成

第1节　骨与骨连结

一、概　　述

骨主要由骨组织构成，覆以骨膜，内容骨髓，有丰富的血管、淋巴管和神经。

（一）骨的分类

成人骨有 206 块，按部位分为颅骨、躯干骨和四肢骨，按形态分为长骨、短骨、扁骨和不规则骨（图 3-2）。

考点：骨
的分类

　　1. 长骨　呈长管状，分一体和两端。两端的膨大称骺；中间为体又称骨干，内部的空腔称髓腔，容纳骨髓。长骨主要分布于四肢，如肱骨、股骨等。

　　2. 短骨　呈立方形，多成群分布于活动较灵活的部位，如腕骨、跗骨等。

　　3. 扁骨　呈板状，主要构成颅腔、胸腔和盆腔的壁，起保护作用，如颅盖骨、胸骨等。

　　4. 不规则骨　形状不规则，如椎骨等。

（二）骨的构造

　　骨由骨膜、骨质和骨髓 3 部分构成（图 3-3）。

图 3-2　骨的形态

图 3-3　骨的构造

考点：骨
的构造

　　1. 骨膜　是一层致密的结缔组织膜，被覆于骨的内、外面（关节面除外），骨膜含有丰富的血管、淋巴管和神经，也含有成骨细胞和破骨细胞。骨膜对骨的生长、营养及再生有重要作用，故手术时要尽量保留骨膜。

　　2. 骨质　由骨组织构成，分骨密质和骨松质。

　　（1）骨密质：致密坚硬，耐压性较强，配布于骨的表面。

　　（2）骨松质：由骨小梁构成，结构疏松，配布于长骨的两端，短骨、扁骨和不规则骨的内部。

　　3. 骨髓　充填于骨髓腔和骨松质间隙内，分红骨髓和黄骨髓。红骨髓具有造血功能，胎儿和婴幼儿全身所有骨内均为红骨髓，5 岁以后长骨骨干内的红骨髓逐渐减少，被脂肪组织替代称黄骨髓，黄骨髓无造血功能，但具有造血潜能。成年人红骨髓仅分布于长骨两端、短骨、扁骨和不规则骨的骨松质内。临床上常在髂前上棘、胸骨等处行骨髓穿刺术，来检查骨髓的造血功能。

知识链接　　　　　　　　　　　　　　骨髓穿刺术

　　骨髓穿刺术是临床采集骨髓的常用技术，主要用于骨髓细胞学检查。最常用的穿刺部位是髂骨，包括髂结节、髂前上棘和髂后上棘，或胸骨、腰椎棘突等部位。

（三）骨的化学成分和物理特性

骨含有有机质和无机质两种化学成分。有机质赋予骨弹性和韧性；无机质使骨坚硬挺实。骨的物理特性随化学成分的改变而改变。

（四）骨连结

骨与骨之间的连结装置称骨连结，按其结构可分为直接连结和间接连结两大类。

1. 直接连结　骨与骨之间借纤维结缔组织、软骨或骨直接相连，其间没有间隙，活动性较小或不活动，分纤维连结、软骨连结和骨性结合3类。

2. 间接连结　骨和骨之间借结缔组织囊相连，囊内有腔隙，含有滑液，活动度大，又称关节。

（1）关节的基本结构（图3-4）

1）关节面：是参与构成关节各骨的接触面，关节面上覆盖有关节软骨，光滑而富有弹性，可减少运动时关节面的摩擦、缓冲震荡和冲击。

2）关节囊：由纤维结缔组织膜构成的囊，附着在关节软骨周缘并与骨膜连续，它包围关节，封闭关节腔。关节囊可分内外两层，外层为纤维膜，厚而坚韧；内层为滑膜，柔软而光滑，可分泌滑液，有润滑和营养关节软骨的作用。

3）关节腔：为关节面和关节囊围成的密闭腔隙，腔内为负压，含少量滑液，对维持关节的稳固性有一定作用。

图3-4　关节的构造

考点：关节的基本构造

（2）关节的辅助结构：有些关节除基本结构外，还有一些辅助结构。如韧带、关节盘、关节唇等，可增加关节的稳固性或灵活性。

（3）关节的运动形式：包括屈、伸，内收、外展，旋转和环转等。

案例 3-1

患者，男性，42岁，1周前因打篮球而突感腰部剧痛，今日因腰痛加剧而来医院就诊，体格检查：腰部钝痛，用力和咳嗽时加重。CT检查：第4腰椎间盘突出。

问题：椎间盘的结构如何？

二、躯干骨及其连结

躯干骨包括椎骨、胸骨和肋3部分，借骨连结参与脊柱、胸廓的构成。

（一）脊柱

成人脊柱由24块椎骨、1块骶骨、1块尾骨及其间的骨连结构成。

1. 椎骨　幼年时为32或33块，其中颈椎7块、胸椎12块、腰椎5块、骶椎5块、尾椎3~4块，成年后5块骶椎融合成骶骨，3~4块尾椎融合成尾骨。

（1）椎骨的一般形态：椎骨属不规则骨，分椎体和椎弓两部分，两部之间围成椎孔。所有椎孔相连形成椎管，椎管内容纳脊髓。椎弓紧连椎体的狭窄部分称椎弓根，上、下各有一切迹，相邻椎骨上、下切迹围成椎间孔，有脊神经通过。椎弓根向后内变宽称椎弓板。由椎弓板上发

图 3-5　寰椎（上面观）

出 7 个突起：棘突 1 个，伸向后方；横突 1 对，伸向两侧；向上、下方各伸出 1 对上关节突和 1 对下关节突（图 3-8）。

（2）各部椎骨的特征

1）颈椎：椎体较小，棘突末端分叉，横突根部有横突孔。特化的颈椎有第 1、2、7 颈椎，第 1 颈椎又名寰椎（图 3-5），呈环形，没有椎体。第 2 颈椎又名枢椎（图 3-6），椎体上有齿突。第 7 颈椎又名隆椎（图 3-7），棘突长，末端不分叉，体表易触摸，是确定椎骨序数的标志。

图 3-6　枢椎（上面观）

图 3-7　隆椎（上面观）

2）胸椎：椎体两侧和横突末端有肋凹，棘突较长且向后下方倾斜，呈叠瓦状（图 3-8）。

3）腰椎：椎体最大，棘突宽短呈板状，并呈矢状位水平伸向后方（图 3-9）。腰椎棘突间

图 3-8　胸椎

A. 上面观；B. 右侧面观

图 3-9　腰椎

A. 上面观；B. 右侧面观

隙较宽，临床上常选第 3～4 或第 4～5 腰椎间隙做穿刺。

4）骶骨：呈三角形，由 5 块骶椎融合而成，其底的上缘向前隆凸，称**岬**；尖与尾骨相接。骶骨外侧部上份有耳状面，与髂骨的耳状面相关节。骶管下端的裂孔称**骶管裂孔**，骶管裂孔两侧有突出的**骶角**，临床上以此为标志进行骶管麻醉（图 3-10、图 3-11）。

5）尾骨：由 3～4 块尾椎融合而成（图 3-10、图 3-11）。

图 3-10　骶骨、尾骨（前面观）　　图 3-11　骶骨、尾骨（后面观）

2. 椎骨的连结

（1）椎体间的连结：构成脊柱的椎体之间借**椎间盘**、**前纵韧带**和**后纵韧带**相连（图 3-12、图 3-13）。

考点：椎体间的连结

图 3-12　椎骨间的连结（前面观）和椎间盘（上面观）
A. 前面观；B. 上面观

1）椎间盘：是连结相邻两个椎体间的纤维软骨盘，由**髓核**和**纤维环**两部分构成。髓核位于椎间盘的中央，是柔软富有弹性的胶状物。纤维环环绕在髓核周围，由数层同心圆排列的纤维软骨环构成，坚韧又富有弹性，纤维环的后侧尤其是后外侧比较薄弱，当椎间盘纤维环破裂时，髓核容易向后外侧脱出，突入椎管或椎间孔，压迫脊髓或脊神经根，产生相应的临床症状称**椎间盘突出症**。

2）前纵韧带：为附着于所有椎体和椎间盘前面

图 3-13　椎骨间的连结（正中矢状面）

的纵长韧带，有防止脊柱过度后伸和椎间盘向前突出的作用。

3）后纵韧带：位于椎管内椎体和椎间盘后面的纵长韧带，有防止脊柱过度前屈的作用。

（2）椎弓间的连结：椎弓之间的连结有韧带和关节。黄韧带，为连结相邻椎弓板之间的短韧带，参与围成椎管。棘间韧带，为连于相邻棘突之间的短韧带。棘上韧带，为附着于各棘突尖端的纵长韧带。关节突关节，由相邻椎骨上、下关节突的关节面构成。

（3）脊柱与颅骨间的连结：有寰枕关节。

案例分析 3-1

椎间盘由髓核和纤维环两部分构成。

3. 脊柱的整体观和运动

（1）脊柱的整体观（图 3-14）

1）脊柱前面观：可见椎体由上向下逐渐加宽，自骶骨耳状面以下，体积逐渐减小，这与承重有关。

2）脊柱后面观：颈椎棘突短而分叉。胸椎棘突长，呈叠瓦状排列。腰椎棘突呈板状，水平伸向后方。

3）脊柱侧面观：可见 4 个生理性弯曲，分别为颈曲、胸曲、腰曲和骶曲，其中颈曲和腰曲凸向前，胸曲和骶曲凸向后。这些生理性弯曲增大了脊柱的弹性，对维持人体的平衡及减轻震荡有重要意义。

（2）脊柱的运动：脊柱是人体的中轴，具有支持、保护和运动等功能。脊柱可做屈、伸、侧屈、旋转和环转等运动，其中颈部和腰部的运动幅度较大，故颈、腰部损伤也较为常见。

图 3-14 脊柱
A. 前面观；B. 后面观；C. 侧面观

（二）胸廓

成人胸廓由 12 块胸椎、12 对肋、1 块胸骨和它们之间的骨连结共同构成。

1. 肋　由肋骨和肋软骨组成。肋骨有 12 对，属于扁骨，细长，呈弓形（图 3-15）。肋软骨连于相应的肋骨前端，上 7 对肋借肋软骨与胸骨相连，第 8～10 对肋前端借肋软骨与上位肋软骨相连形成肋弓，第 11、12 对肋前端游离于腹肌内，称浮肋。

图 3-15 肋骨

考点：胸骨角的概念

2. 胸骨　位于胸前壁正中，分胸骨柄、胸骨体和剑突 3 部分（图 3-16）。胸骨柄上缘有颈静脉切迹，胸骨体呈长方形，剑突扁薄，下端游离。胸骨柄与胸骨体相连处，形成微向前凸的横嵴称胸骨角，其外侧与第 2 肋软骨相连，为计数肋的标志。

3. 胸廓的整体观和运动

（1）胸廓的整体观：胸廓呈上窄下宽、前后略扁的圆锥形（图 3-17），有上、下两口，容纳胸腔脏器。胸廓上口比较小，由胸骨柄上缘、第 1 肋和第 1 胸椎体围成，是胸腔与颈部的通道。胸廓下口宽而不规则，由第 12 胸椎、第 12 肋及第 11 肋前端、肋弓和剑突围成，两侧肋弓之间的夹角称胸骨下角。相邻两肋之间的间隙称肋间隙。

（2）胸廓的运动：胸廓除支持和保护胸腔脏器外，还参与呼吸运动。

图 3-16 胸骨

图 3-17 胸廓（前面观）

三、颅骨及其连结

（一）颅骨

成人颅骨共 23 块，分脑颅骨和面颅骨两部分（图 3-18）。脑颅骨围成颅腔，容纳脑；面颅骨构成面部支架。

图 3-18 颅骨

1. 脑颅骨 共 8 块。成对的有顶骨和颞骨；不成对的有额骨、蝶骨、筛骨和枕骨。

2. 面颅骨 共 15 块。成对的有上颌骨、颧骨、泪骨、鼻骨、腭骨和下鼻甲；不成对的有下颌骨、犁骨和舌骨。

（二）颅的整体观

1. 颅的顶面观 颅盖外面借缝紧密相连，包括位于额骨和顶骨之间的冠状缝，位于两顶骨之间的矢状缝，位于两侧顶骨与枕骨之间的人字缝。

2. 颅底内面观　颅底内面凹凸不平，可分为颅前窝、颅中窝和颅后窝3部分（图3-19）。窝内有很多孔裂，如视神经管、眶上裂、圆孔、卵圆孔和棘孔、颈静脉孔、枕骨大孔等，内有血管和神经等通过。颅中窝中央形似鞍状的突起称蝶鞍，正中有容纳垂体的垂体窝。

图 3-19　颅底内面观

3. 颅底外面观　颅底外面凹凸不平，分为前、后两部，前部中央为上颌骨与腭骨构成的骨腭，骨腭前缘和两侧为牙槽弓，后部中央为枕骨大孔，其后上方的粗糙隆起称枕外隆凸，是重要的骨性标志（图3-20）。

4. 颅的侧面观　颅的侧面中部有外耳门，其后有乳突，其前有颧弓，颧弓上方为颞窝，颞窝内，额、顶、颞、蝶4骨邻接处构成"H"形的缝，称翼点，此处骨壁薄弱，内面有脑膜中动脉的前支通过，骨折时易伤及该动脉导致硬膜外血肿（图3-18）。

5. 颅的前面观　主要形成眶和骨性鼻腔等（图3-21）。眶为四棱锥形深腔，容纳眼球和

图 3-20　颅底外面观

图 3-21　颅的前面观

眼副器。骨性鼻腔位于面颅中央，借骨性鼻中隔分为左、右两半。骨性鼻腔外侧壁自上而下有 3 个突起，分别称上鼻甲、中鼻甲和下鼻甲，每个鼻甲的下方相应的有上鼻道、中鼻道和下鼻道。上鼻甲后上方的浅窝称蝶筛隐窝。骨性鼻腔前方的开口为梨状孔，后方的开口为鼻后孔。

鼻旁窦（骨性）：共有 4 对，为鼻腔周围某些颅骨内与鼻腔相通的含气空腔，分别是额窦、筛窦、蝶窦、上颌窦。

（三）颅骨的连结

颅骨之间多借缝、软骨或骨性结合相连结，彼此之间结合极为牢固，对颅内脑组织有很好的保护作用，只有颞骨与下颌骨之间借颞下颌关节（又称下颌关节）相连（图 3-22）。

（四）新生儿颅的特征

新生儿脑颅较大，面颅较小。新生儿颅顶各骨尚未完全发育，骨缝间充满结缔组织膜，称颅囟，如前囟和后囟，前囟在 1～2 岁时闭合，其余各囟在出生后不久闭合（图 3-23）。

图 3-22 颞下颌关节

图 3-23 新生儿颅
A. 外侧面观；B. 上面观

四、四肢骨及其连结

（一）上肢骨及其连结

1. 上肢骨 包括锁骨、肩胛骨、肱骨、桡骨、尺骨和手骨，每侧 32 块，共 64 块。

图 3-24 锁骨

（1）锁骨：呈"～"形弯曲，横架于胸廓前上方。分一体两端，内侧端粗大称胸骨端，外侧端扁平称肩峰端，与肩胛骨的肩峰相关节（图 3-24）。

（2）肩胛骨：位于胸廓后外上方，为三角形的扁骨，有二面、三缘和三角。前面有一浅窝称肩胛下窝，后面上部有一向前外上方突出的骨嵴称肩胛冈，冈的外侧端称肩峰，冈的上下分别形成冈上窝和冈下窝。

上角平对第 2 肋，下角平对第 7 肋，易于摸到，它是确定肋骨序数的体表标志，外侧角肥厚，有一梨形的浅窝称关节盂，与肱骨头构成肩关节（图 3-25）。

图 3-25　右肩胛骨
A. 前面观；B. 后面观

图 3-26　肱骨
A. 前面观；B. 后面观

（3）肱骨：是臂部的长骨，其上端有朝向上后内的半球形肱骨头，肱骨头与关节盂相关节；上端与体交界处稍细称外科颈，是骨折的好发部位。肱骨体呈圆柱形，外侧有三角肌粗隆，后面中部有自内上斜向外下的浅沟称桡神经沟，肱骨体中段骨折易损伤桡神经。下端有肱骨滑车、肱骨小头、内上髁、外上髁和尺神经沟等结构（图 3-26）。

（4）桡骨：位于前臂外侧，属于长骨（图 3-27），其上端的膨大称桡骨头，下端有桡骨茎突和腕关节面等。

（5）尺骨：位于前臂内侧，属于长骨（图 3-27），其上端粗大，有鹰嘴、冠突和滑车切迹等。下端有尺骨头和尺骨茎突。

（6）手骨：由腕骨、掌骨和指骨组成（图 3-28）。腕骨属于短骨，每侧 8 块，分近侧和远侧两列。由桡侧向尺侧，近侧列依次为手舟骨、月骨、三角骨和豌豆骨，远侧列依次为大多角骨、小多角骨、头状骨和钩骨。

2. 上肢骨的连结　主要有胸锁关节、肩锁关节、肩关节、肘关节、前臂骨连结和手关节等。

（1）肩关节：由肩胛骨的关节盂和肱骨的肱骨头构成。其结构特点是：肱骨头大；关节盂浅小；关节囊薄而松弛；关节囊内有肱二头肌长头肌腱穿过（图 3-29）。肩关节为全身运动最灵活的关节，可做屈、伸、内收、外展、旋转及环转运动。

（2）肘关节：由肱骨下端和尺、桡骨上端构成，包括肱尺关节、肱桡关节和桡尺近侧关节（图 3-30、图 3-31）。肘关节的运动以肱尺关节为主，能做屈、伸运动。当肘关节在伸直位时，肱骨内、外上髁与尺骨鹰嘴三点可连成一条直线；当肘关节屈至 90° 时，此三点连线组成一等腰三角形；在肘关节脱位时，上述三点的位置关系将发生改变。

图 3-27 桡骨、尺骨

A. 桡骨前面观;B. 尺骨前面观;C. 尺骨后面观;D. 桡骨后面观

图 3-28 手骨

A. 前面观;B. 后面观

图 3-29 肩关节

A. 冠状切面;B. 前外侧观

（3）手关节:包括桡腕关节、腕骨间关节、腕掌关节、掌指关节和指骨间关节（图 3-32）。桡腕关节又称腕关节,由桡骨下端的关节面和尺骨下方的关节盘与手舟骨、月骨、三角骨构成,

图 3-30　肘关节

图 3-31　肘关节（前面观）

考点：肘
关节的组
成及运动

图 3-32　腕部韧带和腕关节冠状切面

可做屈、伸、内收、外展及环转运动。

（二）下肢骨及其连结

1. 下肢骨　包括髋骨、股骨、髌骨、胫骨、腓骨和足骨，每侧 31 块，共 62 块。

（1）髋骨：髋骨由髂骨、耻骨和坐骨构成，3 骨汇合于髋臼，16 岁左右完全融合。髋骨上份扁阔，中份窄厚，下份有闭孔（图 3-33）。

1）髂骨：位于髋骨的后上部，分为肥厚的髂骨体和扁阔的髂骨翼。髂骨翼上缘称髂嵴，髂嵴的前、中 1/3 交界处向外侧突出称髂结节，髂嵴的前、后分别有髂前上棘和髂后上棘。髂骨翼内面平滑稍凹称髂窝，窝的下界为突出的弓状线，窝的后部有耳状面。两侧髂嵴最高点的连线在后正中线上与第 4 腰椎棘突相交，临床上作为腰椎穿刺时的定位标志。

图 3-33　右髋骨
A. 外侧面观；B. 内侧面观

2）坐骨：位于髋骨后下部，分坐骨体和坐骨支两部分。坐骨体后下为粗大的坐骨结节。

3）耻骨：位于髋骨前下部，分耻骨体、耻骨上支和耻骨下支 3 部分。耻骨内侧的椭圆形粗糙面称耻骨联合面，耻骨上支的前端有一突起称耻骨结节，向后上延伸有耻骨梳。耻骨与坐骨围成的大孔称闭孔。

（2）股骨：位于大腿部，为人体最粗最长的长骨。其上端显著膨大，有向内上前方的球形膨大称股骨头，头的下外侧缩细称股骨颈。颈与体连接处向上外的隆起称大转子，向内下的隆起称小转子。大转子是重要的体表标志。股骨体微向前弯曲，粗壮结实。下端有两个突向下后的膨大，分别称为内侧髁和外侧髁，内、外侧髁侧面最突出的部分分别称内上髁和外上髁，在体表易于摸到，是重要的骨性标志（图3-34）。

（3）髌骨：包埋于股四头肌腱内，为三角形的籽骨，底朝上，尖向下，参与膝关节的构成（图3-35）。

图3-34　股骨
A. 前面观；B. 后面观

图3-35　髌骨

（4）胫骨：是三棱形粗大的长骨，位于小腿内侧，其上端粗大，形成与股骨内、外侧髁相对应的内侧髁和外侧髁，上端与体移行处的前面有粗糙隆起称胫骨粗隆，体表可以摸到，其上附有韧带。胫骨体呈三棱柱形，前缘锐利，体表可以触到。下端稍膨大，内侧有一向下的突起称内踝，是重要的体表标志（图3-36）。

（5）腓骨：位于小腿的后外侧，其上端膨大称腓骨头，下端膨大形成外踝（图3-36）。

（6）足骨：每侧包括7块跗骨、5块跖骨和14块趾骨（图3-37）。

2. 下肢骨的连结　主要有骨盆、髋关节、膝关节、小腿骨的连结和足关节等。

（1）骨盆：由骶骨、尾骨和左右髋骨借骨连结构成（图3-38、图3-39）。

1）骨盆的连结：主要有骶髂关节、耻骨联合和韧带等。骶髂关节由骶骨的耳状面与髂骨的耳状面构成，运动幅度极小。耻骨联合由两侧的耻骨联合面借耻骨间盘连结而成。

2）骨盆的分部：骨盆以经骶骨岬、弓状线、耻骨梳、耻骨结节到耻骨联合上缘所形成的界线为界分为大骨盆和小骨盆。大骨盆实为腹腔的一部分，又称假骨盆。小骨盆又称真骨盆，有上、下两口，两口之间的腔隙称为骨盆腔。两侧的坐骨支与耻骨下支分别构成同侧的耻骨弓，其间的夹角称为耻骨下角，男性为70°～75°，女性为90°～100°。男、女性骨盆差异见表3-1。

图 3-36　胫骨、腓骨

A. 前面观；B. 后面观

外侧髁　内侧髁
腓骨头　胫骨粗隆
腓骨颈　比目鱼肌线
　　　　前缘
腓骨体　胫骨体
　　　　内侧面
外踝　内踝　外踝
A　B

图 3-37　足骨（上面观）

远节趾骨
中节趾骨
近节趾骨
距骨
外侧楔骨
骰骨
距骨
跟骨
内侧楔骨
中间楔骨
足舟骨

图 3-38　女性骨盆

90°～100°
耻骨下角

图 3-39　男性骨盆

70°～75°
耻骨下角

表 3-1　骨盆的性别差异

项目	男性	女性
骨盆形状	窄而长	宽而短
骨盆上口	心形	椭圆形
骨盆下口	狭小	宽大
骨盆腔	漏斗形	圆桶形
骶骨	窄长，曲度大	宽短，曲度小
骶骨岬	突出明显	突出不明显
耻骨下角	70°～75°	90°～100°

（2）髋关节：由髋臼与股骨头构成（图 3-40、图 3-41）。其结构特点是：髋臼深；关节囊紧张而坚韧；关节囊周围有韧带加强；髋关节内有 股骨头韧带，内含营养股骨头的血管。髋关节可做屈、伸、内收、外展、旋内、旋外和环转运动，其运动幅度较肩关节小，但稳固

图 3-40 髋关节（冠状切面）

图 3-41 髋关节（前面观）

性较大。

（3）膝关节：是人体最大、结构最复杂的关节，由股骨下端、胫骨上端和髌骨构成（图 3-42、图 3-43）。其结构特点是：关节囊薄而松弛；前壁有髌韧带、两侧有副韧带；囊内有前交叉韧带、后交叉韧带和内侧半月板、外侧半月板。膝关节主要做屈、伸运动。

图 3-42 膝关节半月板（上面观）

考点：膝关节的构成及特点

（4）足关节：包括距小腿关节、跗骨间关节、跗跖关节、跖趾关节和趾骨间关节（图 3-44）。距小腿关节（又称踝关节）由胫、腓骨下端与距骨构成，其关节囊前后薄，两侧有韧带加强，踝关节主要做屈（跖屈）和伸（背屈）运动，与其他关节配合时可进行足内翻和外翻运动。

图 3-43 膝关节（内部结构）

图 3-44 足关节（水平切面）

（5）足弓：由跗骨、跖骨及足底的韧带和肌腱共同构成的凸向上的弓形结构，可分为纵弓及横弓。足弓的主要功能是保证直立时足底的稳固性，跳跃时可缓冲震荡，同时还有保护足底血管和神经免受压迫的作用。

第2节 骨 骼 肌
一、概 述

骨骼肌是运动系统的动力部分，绝大多数附着于骨。骨骼肌数量众多，分布广泛，有 600 多块，约占体重的 40%。每块肌都具有一定的形态、位置和辅助装置，有丰富的血管和神经等分布。

考点：肌 的分类

（一）肌的形态、分类和构造

1. 肌的形态和分类（图 3-45） 肌形态多样，按其外形可分为长肌、短肌、扁肌和轮匝肌 4 类。长肌收缩时可引起较大幅度的运动，多见于四肢。短肌小而短，收缩幅度较小，多见于躯干深层。扁肌扁而薄，多见于胸腹壁，除运动功能外兼有保护内脏的作用。轮匝肌位于孔、裂周围，收缩时可关闭孔裂。肌按在体内的位置可分为头肌、颈肌、躯干肌和四肢肌等。

图 3-45　肌的形态
A. 长肌；B. 短肌；C. 扁肌；D. 轮匝肌

2. 肌的构造 肌由肌腹和肌腱两部分构成。肌腹主要由肌纤维组成，有收缩和舒张功能。肌腱主要由致密结缔组织构成，色白而强韧，无收缩功能，一般位于肌的两端，具有固定肌和传递力的作用。扁肌的腱呈薄膜状，称腱膜。

（二）肌的起止和配布

1. 肌的起止 肌通常以两端附着在两块或两块以上的骨面上，中间跨过一个或多个关节。通常把肌接近身体正中矢状面或四肢近侧端的附着点称起点；把另一端的附着点称止点。肌收缩时使两骨彼此靠近或分离而产生运动。一般情况下，肌收缩时，止点向起点靠近。

2. 肌的配布 肌在关节周围配布的方式与关节的运动类型相关。

（三）肌的辅助装置

在肌的周围有辅助结构协助肌的活动，具有保持肌的位置、减少运动时的摩擦等功能，包括筋膜、滑膜囊、腱鞘等（图 3-46）。

1. 筋膜 遍布全身，分浅筋膜和深筋膜两种。浅筋膜又称皮下筋膜，位于真皮之下，包

被全身，由疏松结缔组织构成。深筋膜又称固
有筋膜，由致密结缔组织构成，位于浅筋膜的
深面，包被体壁、四肢的肌和血管、神经等。

2. 滑膜囊 为封闭的结缔组织囊，壁薄，
内有滑液，多位于肌腱与骨面相接触处，以减
少两者之间的摩擦。

3. 腱鞘 是包围在肌腱外面的鞘管，存在
于活动性较大的腕、踝、手指和足趾等处，肌
腱能在鞘内自由滑动。

图 3-46 肌的辅助结构

二、头　肌

头肌可分为面肌和咀嚼肌两部分（图 3-47、图 3-48）。

图 3-47 头肌（前面观）

图 3-48 头肌（侧面观）

1. 面肌 位于面部和颅顶，大多起自颅骨，止于面部皮肤，主要分布于面部孔裂周围，
有闭合或开大面部孔裂的作用，同时牵动面部皮肤产生各种表情，故又称表情肌。

2. 咀嚼肌 为运动颞下颌关节的肌，主要有咬肌和颞肌等。

三、颈　肌

颈肌依其所在位置分为浅、深两群。颈肌主要包括胸锁乳突肌、舌骨上肌群和舌骨下肌群
（图 3-49）。胸锁乳突肌起自胸骨柄和锁骨的胸骨端，止于颞骨的乳突。

四、躯 干 肌

躯干肌可分为背肌、胸肌、膈、腹肌和会阴肌。

（一）背肌

背肌为躯干后面的肌群，可分为浅、深两层。浅层包括斜方肌和背阔肌；深层包括竖脊肌
等（图 3-50）。

图 3-49 颈肌（右侧面观）

图 3-50 背肌

（二）胸肌

胸肌包括**胸大肌**、**胸小肌**、**前锯肌**和**肋间肌**等（图 3-51）。胸大肌位置表浅，覆盖胸廓前壁的大部。胸小肌位于胸大肌深面呈三角形。肋间肌包括肋间外肌和肋间内肌，前者收缩时提肋助吸气，后者收缩时降肋助呼气。

（三）膈

考点：膈的裂孔及通过的结构

膈位于胸腔和腹腔之间，为向上膨隆的扁薄阔肌（图 3-52）。膈的肌束起自胸廓下口的周缘和腰椎前面向中央移行于中心腱。膈上有 3 个裂孔，分别为在第 12 胸椎前方的**主动脉裂孔**，有降主动脉和胸导管通过；主动脉裂孔的左前上方，约在第 10 胸椎水平的**食管裂孔**，有食管和迷走神经通过；在食管裂孔右前上方膈中心腱内的**腔静脉孔**，约在第 8 胸椎水平，有下腔静脉通过。

图 3-51 胸肌

图 3-52 膈

膈为最主要的呼吸肌，收缩时，膈穹窿下降，胸腔容积扩大，以助吸气；舒张时，膈穹窿上升，胸腔容积减小，以助呼气。膈与腹肌同时收缩，则能增加腹压，协助排便、呕吐及分娩等活动。

（四）腹肌

腹肌位于胸廓与骨盆之间，参与腹壁的组成，按部位分为前外侧群和后群两部分。

1. 前外侧群 形成腹腔的前外侧壁，包括腹外斜肌、腹内斜肌、腹横肌和腹直肌（图 3-53、图 3-54）。腹外斜肌腱膜的下缘卷曲增厚连于髂前上棘与耻骨结节之间形成腹股沟韧带。腹直肌位于腹前壁正中线的两旁，居腹直肌鞘中，上宽下窄，肌的全长被 3～4 条横行的腱划分成多个肌腹。

图 3-53 腹前壁肌

图 3-54 腹前外侧群下部

腹前外侧群肌具有保护和固定腹腔脏器的作用，收缩时，可增加腹压以协助排便、分娩、呕吐和咳嗽等；同时能使脊柱前屈、侧屈与旋转，并可降肋助呼气。

2. 后群 位于腹后壁脊柱的两侧，包括腰大肌和腰方肌（图 3-52）。

3. 腹肌形成的特殊结构

（1）腹直肌鞘和白线：腹直肌鞘包绕腹直肌，由腹前外侧壁 3 块扁肌的腱膜构成。白线位于腹前壁正中线上，位于左右腹直肌鞘之间，上方起自剑突，下方止于耻骨联合。

（2）腹股沟管：为腹股沟韧带内侧半上方的一条斜行肌间裂隙，长 4～5cm，男性有精索，女性有子宫圆韧带通过。

（3）腹股沟（海氏）三角：位于腹前壁下部，由腹直肌外侧缘、腹股沟韧带和腹壁下动脉围成的三角区。

腹股沟管和腹股沟三角都是腹壁下部的薄弱区。在病理情况下，腹腔内容物由此区突出形成疝。若腹腔内容物经腹股沟管突出，降入阴囊，则形成腹股沟斜疝；若腹腔内容物从腹股沟三角处膨出，则形成腹股沟直疝。

五、四 肢 肌

（一）上肢肌

上肢肌分为肩肌、臂肌、前臂肌和手肌。

1. 肩肌 配布于肩关节周围，运动肩关节并能增强关节的稳固性，主要为三角肌（图 3-55）。

三角肌位于肩部，呈三角形。起自锁骨的外侧、肩峰和肩胛冈，肌束从前、外、后包裹肩关节，并向外下方集中，止于肱骨体的三角肌粗隆。其主要作用是使肩关节外展。三角肌在肩峰下 2～3 横指处，肌质丰厚，且无重要的血管、神经通过，是临床经常选用的肌内注射部位。

2. 臂肌　配布于臂部周围，包括前群和后群。前群主要有肱二头肌，其收缩可屈肘关节和肩关节。后群为肱三头肌，其收缩可伸肘关节和伸肩关节（图 3-55）。

图 3-55　肩肌和臂肌
A. 前面观；B. 后面观

3. 前臂肌　分前群和后群（图 3-56、图 3-57）。前群肌收缩可屈腕、屈掌指关节和屈指等。后群肌收缩可伸腕、伸掌指关节和伸指等。

图 3-56　前臂肌前群

图 3-57　前臂肌后群
A. 浅层；B. 深层

4. 手肌　位于手的掌侧，其作用为运动手指，分为外侧、中间和内侧 3 群。外侧群在手掌拇指侧形成隆起，称鱼际。内侧群在手掌小指侧，形成的隆起称小鱼际。

（二）下肢肌

下肢肌分为髋肌、股肌、小腿肌和足肌。

1. 髋肌 按其所在的部位，分为前、后两群。髋肌主要运动髋关节。前群包括髂肌（图 3-52）；后群主要包括臀大肌、臀中肌、臀小肌、梨状肌和闭孔内肌等（图 3-58）。

臀大肌 位于臀部浅层，呈四边形，它与表面的脂肪、筋膜一起形成特有的臀部隆起。此肌外上 1/4 部为肌内注射的常用部位。

2. 股肌 按位置分为前群、内侧群和后群（图 3-58、图 3-59）。前群的股四头肌有四个头，即股直肌、股内侧肌、股外侧肌和股中间肌，4 个头向下形成一腱，包绕髌骨的前面和两侧并续为髌韧带，其作用为伸膝关节和屈髋关节。2 岁以下的幼儿臀肌不发达时，股外侧肌的中部常选为肌内注射的部位。

图 3-58 髋肌后群

图 3-59 股肌

3. 小腿肌 按位置分为前群、外侧群和后群（图 3-60、图 3-61）。后群的小腿三头肌位于

图 3-60 小腿肌前群、外侧群

图 3-61 小腿肌后群

小腿后群肌的浅层，肌的 3 个头会合形成膨隆的小腿肚，向下续为粗大的跟腱，止于跟骨，小腿三头肌可屈踝关节和屈膝关节。

4. 足肌　分为足背肌和足底肌。足背肌较薄弱，足底肌的主要作用在于维持足弓。

小　结

运动系统由骨、骨连结和骨骼肌组成。骨由骨质、骨膜和骨髓构成，按形态分为 4 类。骨连结是运动的枢纽，按其结构可分为直接连结和间接连结两类。骨骼肌则是运动的动力器官，按其在体内的位置可分为头肌、颈肌、躯干肌和四肢肌等。

自 测 题

一、选择题

（一）A₁ 型题

1. 胸骨角平对（　　　）

A. 第 1 肋软骨　　　　B. 第 2 肋软骨

C. 第 3 肋软骨　　　　D. 第 4 肋软骨

E. 第 5 肋软骨

2. 具有造血功能的是（　　　）

A. 黄韧带　　　　　　B. 红骨髓

C. 骨松质　　　　　　D. 骨密质

E. 黄骨髓

3. 腰椎的特点是（　　　）

A. 棘突呈板状，水平后伸

B. 棘突末端分叉

C. 棘突长，伸向后下

D. 椎体较小

E. 横突上有横突孔

4. 肱骨中段骨折，最容易损伤的神经是

（　　　）

A. 尺神经　　　　　　B. 桡神经

C. 正中神经　　　　　D. 肌皮神经

E. 腋神经

5. 肩胛骨的下角平对（　　　）

A. 第 7 肋　　　　　　B. 第 9 肋

C. 第 6 肋　　　　　　D. 第 4 肋

E. 第 5 肋

6. 脊柱的生理性弯曲正常的是（　　　）

A. 颈曲凸向后　　　　B. 腰曲凸向后

C. 胸曲凸向前　　　　D. 骶曲凸向前

E. 颈曲凸向前

7. 膈的中心腱内有（　　　）

A. 主动脉裂孔　　　　B. 食管裂孔

C. 肌性部　　　　　　D. 腔静脉孔

E. 以上都不是

8. 屈颈时，项部最明显的隆起是（　　　）

A. 第 5 颈椎棘突

B. 第 6 颈椎棘突

C. 第 7 颈椎棘突

D. 第 4 颈椎棘突

E. 第 1 胸椎棘突

9. 计数肋骨序数的重要骨性标志为（　　　）

A. 锁骨　　　　　　　B. 颈静脉切迹

C. 剑突　　　　　　　D. 胸骨角

E. 肱骨

10. 最主要的呼吸肌是（　　　）

A. 腹直肌　　　　　　B. 膈

C. 肋间肌　　　　　　D. 胸大肌

E. 胸小肌

（二）A₂ 型题

11. 赵某，女性，70 岁，被公交车撞到，仰面倒地，鼻腔流出较多血水，查体嗅觉丧失，CT 扫描显示颅底骨折，该患者可能是哪个颅骨骨折（　　　）

A. 顶骨　　　　　　　B. 颞骨

C. 筛骨　　　　　　　D. 枕骨

E. 鼻骨

（三）X 型题

12. 椎体间的连接结构有（　　）

A. 椎间盘　　　　B. 黄韧带

C. 前纵韧带　　　D. 棘上韧带

E. 后纵韧带

13. 具有囊内韧带的关节有（　　　）

A. 踝关节　　　　B. 肘关节

C. 髋关节　　　　D. 膝关节

E. 腕关节

二、简答题

1. 简述关节的基本结构。

2. 简述膝关节的结构特点及功能。

3. 简述膈的三个裂孔的名称及通过结构。

（曲永松　孙光杰）

消 化 系 统

·引 言·

古语说"食色，性也"，不分阶层、不分民族、不分年龄的人们都离不开食物，那么我们摄入的各种美食在人体内究竟有着怎样的旅程呢？接下来，让我们一同来探究答案。

图 4-1　消化系统模式图

口腔
咽
食管
肝
胃
胰
十二指肠
升结肠
横结肠
空肠
回肠
降结肠
盲肠
乙状结肠
阑尾
直肠
肛管

考点：上、下消化道概念

第1节　概　述

一、消化系统的组成

消化系统由消化管和消化腺两部分组成（图 4-1）。

消化管是一条自口腔延至肛门的粗细不等的弯曲管道，包括口腔、咽、食管、胃、小肠（十二指肠、空肠和回肠）和大肠（盲肠、阑尾、结肠、直肠和肛管）。临床上常把从口腔到十二指肠的消化管，称为上消化道；把空肠到肛管的消化管，称为下消化道。

消化腺有小消化腺和大消化腺两种。小消化腺散在于消化管各部的管壁内，大消化腺有大唾液腺（腮腺、下颌下腺、舌下腺）、肝和胰，它们所分泌的消化液都进入消化道，参与食物消化。

消化系统的主要功能是消化食物，吸收营养物质，排出食物残渣。

二、胸腹部的标志线及腹部的分区

消化系统的器官，大部分位于胸、腹腔内，它们的位置一般较恒定。为了更好地描述胸、腹腔脏器的位置及体表投影，通常在胸、腹部体表确定若干标志线和划分一些区域（图 4-2、图 4-3）。

（一）胸腹部的标志线

1. 前正中线　通过人体前面正中所做的垂线。
2. 胸骨线　通过胸骨外侧缘最宽处所做的垂线。
3. 锁骨中线　通过锁骨中点所做的垂线。
4. 腋前线　通过腋窝前襞所做的垂线。
5. 腋中线　通过腋前、后线之间中点所做的垂线。
6. 腋后线　通过腋窝后襞所做的垂线。
7. 肩胛线　通过肩胛下角所做的垂线。
8. 后正中线　通过人体后面正中所做的垂线。

图 4-2 胸部标志线

图 4-3 腹部分区

（二）腹部的分区

1. **九区分法** 通常用两条横线和两条纵线将腹部分为九个区。两条横线分别是左、右肋弓最低点的连线和左、右髂结节的连线；两条纵线分别是通过左、右腹股沟韧带中点所做的垂线。将腹部分成九个区，即右季肋区、腹上区、左季肋区、右腹外侧区、脐区、左腹外侧区、右腹股沟区（右髂区）、耻区（腹下区）和左腹股沟区（左髂区）。

2. **四区分法** 临床上常采用通过脐的水平线和垂线，将腹部分为右上腹、左上腹、右下腹和左下腹四个区。

第 2 节 消 化 管
一、消化管壁的一般结构

除口腔外，消化管壁由内向外依次为黏膜、黏膜下层、肌层和外膜（图 4-4）。

考点：消化管一般结构

图 4-4 消化管壁结构模式图

（一）黏膜

黏膜是消化管壁的最内层，由内向外又分为上皮、固有层和黏膜肌层。

1. 上皮　构成黏膜的内表面，其中位于口腔、咽、食管及肛门等处的上皮为复层扁平上皮，具有保护功能；胃、小肠和大肠的上皮为单层柱状上皮，具有消化、吸收功能。

2. 固有层　为结缔组织，其内含有腺体、血管、神经、淋巴管和淋巴组织。

3. 黏膜肌层　由1~2层平滑肌构成。平滑肌的收缩和舒张可以改变黏膜形态，促进血液、淋巴的运行和腺体的分泌。

（二）黏膜下层

黏膜下层由疏松结缔组织构成，内含较大的血管、淋巴管和黏膜下神经丛。黏膜和部分黏膜下层，共同向腔内突出，形成纵行或环行的皱襞，扩大了黏膜的表面积。在食管及十二指肠的黏膜下层内有食管腺和十二指肠腺。

（三）肌层

除口腔、咽、食管上段与肛门外括约肌为骨骼肌外，其余均为平滑肌。肌层一般为内、外两层，内层是环行肌，外层是纵行肌。某些部位，环行肌增厚，形成括约肌。肌层之间有肌间神经丛。

（四）外膜

外膜是消化管壁的最外层。咽、食管和直肠下部等处的外膜由结缔组织构成，称纤维膜，具有连接、固定作用；其余部位的外膜由间皮和结缔组织构成，称浆膜，能分泌滑液，减少器官之间的摩擦。

二、口　　腔

口腔是消化管的起始部，向前借口裂与外界相通，向后经咽峡与咽相连。其前壁为上、下唇，两侧壁为颊，上壁为腭，下壁为口腔底。以上、下颌牙弓为界，将口腔分为前方的口腔前庭和后方的固有口腔。当上、下牙咬合时，口腔前庭可经第三磨牙后方的间隙与固有口腔相通，因此，临床患者牙关紧闭时，可经此间隙插管急救灌药或注入营养物质等。

（一）口唇和颊

口唇和颊互相连续，都是以肌肉为基础，外面覆以皮肤，内面衬以口腔黏膜构成的。

口唇分为上唇和下唇，两唇之间为口裂，上、下唇结合处称口角。上唇表面正中线上有一纵行浅沟，称人中，为人类所特有，昏迷患者急救时常在此处进行针刺或指压。唇的游离缘含有丰富的毛细血管，正常呈鲜红色，当机体缺氧时，可变为暗红色甚至紫色，临床称发绀。

颊为口腔侧壁，在上颌第二磨牙牙冠相对的颊黏膜上有腮腺管的开口。从鼻翼两旁至口角两侧各有一浅沟，称为鼻唇沟，是唇与颊的分界线。面神经麻痹的患者，鼻唇沟变浅或消失。

（二）腭

腭呈穹窿状，表面覆以黏膜，分隔鼻腔和口腔，构成口腔的顶、鼻腔的底。腭的前2/3以骨腭为基础，称硬腭；后1/3以骨骼肌和腱膜为基础，称软腭。软腭后缘中部有一垂向下方的乳头状突起，称腭垂（悬雍垂）。腭垂两侧各有两条弓状皱襞，前方的称腭舌弓，延伸到舌根的侧缘；后方的称腭咽弓，向下延伸至咽的侧壁。两弓之间的凹窝，称扁桃体窝，容纳腭扁桃体。腭垂、两侧的腭舌弓和舌根共同围成咽峡，是口腔与咽的分界处（图4-5）。

（三）舌

舌位于口腔底，具有感受味觉、搅拌食物、协助吞咽和辅助发音等功能。

1. 舌的形态　舌分为上、下两面。舌的上面，称为舌背，舌背上有一向前开放的"V"形沟，将舌分为前 2/3 的舌体和后 1/3 的舌根，舌体的前端较狭窄，称为舌尖。舌下面正中线处有一黏膜皱襞，称为舌系带，连于口腔底。舌系带的根部两侧的黏膜各形成一个小隆起，称舌下阜。舌下阜的顶端有舌下腺大管和下颌下腺管的开口。舌下阜的后外方，各有一条黏膜皱襞，称为舌下襞，其深面有舌下腺，舌下腺小管开口于舌下襞表面（图 4-6、图 4-7）。

2. 舌的构造　舌由表面的黏膜和深部的舌肌构成。

图 4-5　口腔及咽峡

图 4-6　舌（背面）

图 4-7　口腔底与舌下面

（1）舌黏膜：覆于舌的表面，淡红而湿润。舌体背面的黏膜形成许多小突起，称为舌乳头，能感受味觉和触觉。

舌根背面黏膜表面有许多丘状隆起，其深部含有淋巴组织，称为舌扁桃体。

（2）舌肌：为骨骼肌，可分为舌内肌和舌外肌（图 4-8）。舌内肌收缩时可以改变舌的形态。

图 4-8　舌的正中矢状切面

图4-9 牙的构造

舌外肌收缩时可改变舌的位置。舌外肌中最重要的为颏舌肌，两侧颏舌肌同时收缩，使舌前伸，该肌一侧收缩，舌伸出时舌尖偏向对侧。

（四）牙

牙是人体最坚硬的器官，嵌于上、下颌骨的牙槽内，呈弓状排列成上牙弓和下牙弓。牙具有机械加工（咬切、撕裂、磨碎）食物和辅助发音的作用。

1. 牙的形态和结构 牙分为牙冠、牙根和牙颈3部分。牙冠是露于口腔的部分，洁白而有光泽；牙根嵌入牙槽骨内，借牙周膜与牙槽骨连接，牙根尖部有一孔，称为牙根尖孔，有血管、神经出入；牙颈为牙冠和牙根之间稍细部分，外包以牙龈（图4-9）。

牙主要由牙本质、牙釉质、牙骨质和牙髓构成。牙本质致密紧硬，构成牙的主体。在牙冠表面被覆有白色、光亮、坚硬的牙釉质，而在牙根和牙颈的外面包有一层牙骨质。牙内部的腔隙，称牙髓腔，腔内充满牙髓。牙髓是由结缔组织、神经、血管和淋巴管组成。

2. 牙的分类和排列 人的一生中先后长有两组牙，即乳牙和恒牙。乳牙从出生后6个月开始萌出，至3岁左右出齐，共20个。6岁起乳牙陆续脱落，长出恒牙，除第三磨牙外，其他各牙在14岁左右出齐，共28个。而第三磨牙在17～25岁方能萌出或终生不出，故又名迟牙或智齿。因此，恒牙数为28～32个（图4-10）。

图4-10 恒牙的名称和排列

根据牙的形态和功能不同，乳牙分为乳切牙、乳尖牙和乳磨牙；恒牙分为切牙、尖牙、前磨牙和磨牙。临床上为了记录牙的位置，常以被检者的方位为准，以"十"记号划分四区表示左、右侧及上、下颌的牙位，并以罗马数字Ⅰ～Ⅴ表示乳牙，用阿拉伯数字1～8表示恒牙。如Ⅱ┃表示左上颌乳侧切牙，而4┃则表示左上颌第一前磨牙，其余依此类推（图4-11、图4-12）。

图 4-11　乳牙的名称及符号

图 4-12　恒牙的名称及符号

3. 牙周组织　位于牙根周围，对牙具有保护、支持和固定的作用。包括牙周膜、牙槽骨和牙龈 3 部分。牙周膜是介于牙和牙槽骨之间的致密结缔组织，能将牙和牙槽骨紧密结合，固定牙根，并能缓解咀嚼时的压力；牙槽骨是构成牙槽的骨质；牙龈是紧贴牙槽骨外面的口腔黏膜，富含血管，色淡红，其游离缘附于牙颈（图 4-9）。

案例 4-1

　　患儿，男性，7 岁，晨起告诉妈妈脖子痛，并说幼儿园里有的小朋友和他得一样的病。妈妈发现他耳郭前下部明显肿胀，并立即带他去医院就诊。医生诊断为流行性腮腺炎。

问题：简述流行性腮腺炎的病因。

（五）唾液腺

唾液腺又称口腔腺，位于口腔周围，具有分泌唾液、湿润口腔黏膜、分解淀粉等作用。大唾液腺主要有腮腺、下颌下腺、舌下腺 3 对（图 4-13）。

1. 腮腺　是唾液腺中最大的一对，略呈三角形，位于外耳门前下方、下颌支与胸锁乳突肌之间。腮腺管从腮腺前缘发出，在颧弓下方一横指处，横过咬肌表面，至咬肌前缘以直角向内穿过颊肌，开口于上颌第二磨牙牙冠相对的颊部黏膜。

2. 下颌下腺　位于下颌骨体的内侧，其导管开口于舌下阜。

3. 舌下腺　位于舌下襞的深面，其导管开口于舌下阜和舌下襞表面。

案例分析 4-1

流行性腮腺炎多发于春季，是儿童常见的呼吸道传染病，由腮腺炎病毒引起，接触患者后 2～3 周发病，腮腺的非化脓性肿胀疼痛为突出的病症。

三、咽

（一）咽的形态和位置

咽是消化道和呼吸道的共同通道，为上宽下窄、前后略扁的漏斗状肌性管道。咽位于第 1～6 颈椎前方，上端起于颅底，下端于第 6 颈椎下缘处与食管相续，全长约 12cm（图 4-14）。咽部肌肉收缩时可使咽、喉上提，协助吞咽。

图 4-13　大唾液腺

图 4-14　头颈部正中矢状切面

考点：咽的分部

（二）咽的分部和结构

咽后壁完整，而前壁不完整，分别与鼻腔、口腔和喉腔相通，以软腭游离缘和会厌上缘为界，咽分为鼻咽、口咽和喉咽 3 部分。

1. 鼻咽　位于鼻腔后方，软腭游离缘以上的部分，向前借鼻后孔与鼻腔相通。在鼻咽的两侧壁上，正对下鼻甲后方约 1.5cm 处，各有一个咽鼓管咽口，空气由此口经咽鼓管进入中耳鼓室。咽鼓管咽口的前、上、后方有明显的半环形隆起，称咽鼓管圆枕，它是寻找咽鼓管咽口的标志。咽鼓管圆枕后方与咽后壁之间有一纵行凹陷，称咽隐窝，是鼻咽癌的好发部位。咽后上壁的黏膜内有丰富的淋巴组织，称为咽扁桃体，在幼儿时期较发达。

2. 口咽　位于软腭游离缘与会厌上缘平面之间，向前借咽峡与口腔相通。口咽的外侧壁在腭舌弓与腭咽弓之间有扁桃体窝，容纳腭扁桃体。

3. 喉咽　位于会厌上缘与第 6 颈椎体下缘平面之间。向前借喉口与喉腔相通，向下与食管相续。在喉口两侧各有一个深窝，称梨状隐窝，是异物易滞留的部位（图 4-15）。

四、食　　管

（一）食管的位置和分部

食管为前、后略扁的肌性管道。上端平第 6 颈椎下缘处与咽相连，向下沿脊柱前方下行，经胸廓上口入胸腔，穿过膈的食管裂孔入腹腔，在第 11 胸椎体的左侧与胃的贲门相连，全长约 25cm。食管依其行程，以颈静脉切迹、食管裂孔为界，分为颈部、胸部和腹部（图 4-16）。颈部长约 5cm，位于颈椎之前，气管之后，两侧有颈部的大血管；胸部最长，为 18～20cm，前方自上而下依次有气管、左主支气管和心包；腹部最短，仅 1～2cm，自食管裂孔至贲门。

图 4-15 咽（后面观）

鼻后孔
下鼻甲
腭扁桃体
腭垂
舌根
会厌
喉口
梨状隐窝
食管
气管

图 4-16 食管的位置及狭窄

食管颈部
气管
主动脉弓
右主支气管
左主支气管
食管胸部
膈
食管腹部
胃
腹主动脉

至中切牙
15cm
第一狭窄
25cm
第二狭窄
40cm
第三狭窄

（二）食管的形态和狭窄

食管全长有 3 处生理性狭窄：第一处狭窄位于食管起始处，距中切牙约 15cm；第二处狭窄位于食管与左主支气管交叉处，距中切牙约 25cm；第三处狭窄位于食管穿膈处，距中切牙40cm。这些狭窄是食管内异物易滞留的部位，也是肿瘤和损伤的好发部位。

考点：食管的狭窄

知识链接 插 胃 管 术

插胃管术是临床护理常用的一项操作技术，广泛用于管饲、洗胃、胃肠减压等。临床上进行插管时，特别要注意食管的 3 个狭窄部位，当胃管通过这些狭窄处时，动作要轻稳柔和，以避免损伤食管黏膜。

（三）食管的微细结构

食管具有消化管典型的 4 层结构，由内向外依次为黏膜、黏膜下层、肌层和外膜（图 4-17）。食管空虚时，壁内面有 7～10 条纵行的黏膜皱襞。

考点：胃的形态、位置和分部

上皮
固有层
黏膜肌层
黏膜下层
外膜
环行肌
食管腺
纵行肌

图 4-17 食管横切模式图

五、胃

胃是消化管中最膨大的部分，上接食管、下续十二指肠，具有容纳食物、分泌胃液和对食物进行初步消化的作用。成人胃的容量约 1500ml，新生儿胃的容量约为 30ml。

（一）胃的形态和分部

胃的形状和大小可随充盈程度而不同。胃有入出两口、上下两缘、前后两壁。胃的入口称贲门，与食管相续；出口称幽门，与十二指肠相接。上缘凹而短，朝向右上方，称胃小弯，其最低处，形成一切迹，称角切迹；下缘凸而长，朝向左下方，称胃大弯。两壁即前壁和后壁（图 4-18、图 4-19）。

图 4-18 胃的形态和分部

图 4-19 胃的内面观

胃可分 4 部分：靠近贲门的部分称贲门部；自贲门向左上方膨起的部分称为胃底；自角切迹向右至幽门的部分称为幽门部，临床上常称为胃窦，在幽门部胃大弯侧有一不太明显的浅沟，称为中间沟，将幽门部分为左侧的幽门窦和右侧的幽门管，胃溃疡和胃癌多发生于幽门窦近胃小弯处；胃底与幽门部之间的部分称为胃体。

（二）胃的位置

胃的位置随胃的充盈程度、体位和体型不同而有所变化。在半卧位和中等充盈时，胃的大部分位于左季肋区，小部分位于腹上区（图 4-20）。

图 4-20 胃的位置及毗邻

（三）胃的微细结构

胃壁由内向外依次为黏膜、黏膜下层、肌层和外膜。其主要结构特点是黏膜内有胃腺，肌层较厚分 3 层（图 4-21）。

1. **黏膜**　在活体呈橙红色，平滑而柔软。胃空虚时黏膜有许多皱襞，充盈时则皱襞减少或展平。胃黏膜表面可见许多针孔状的小孔，称胃小凹，是胃腺开口处。

（1）上皮：为单层柱状上皮，能分泌黏液。黏液与上皮细胞间的紧密连接构成胃黏膜屏障，可抵御胃液内盐酸与胃蛋白酶对黏膜的侵蚀。

（2）固有层：由结缔组织构成，内有许多管状的胃腺。根据胃腺所在部位，分为胃底腺、贲门腺和幽门腺（图 4-22）。

图 4-21　胃壁微细结构模式图

图 4-22　胃上皮胃底腺模式图

贲门腺和幽门腺分别位于贲门部和幽门部的固有层内，分泌黏液、溶菌酶等。

胃底腺位于胃底和胃体的固有层内，是分泌胃液的主要腺体，它主要由两种细胞构成。

1）壁细胞：又称盐酸细胞，在腺的上、中部较多。壁细胞分泌盐酸和内因子，盐酸具有激活胃蛋白酶原和杀菌的作用，内因子能促使回肠对维生素 B_{12} 的吸收。

2）主细胞：又称胃酶细胞，数量较多，多分布于腺的中、下部，主细胞分泌胃蛋白酶原。经盐酸激活后，参与分解蛋白质。

2. **黏膜下层**　为疏松结缔组织，内含较粗的血管、神经和淋巴管。

3. **肌层**　肌层较厚，由内斜行、中环行和外纵行 3 层平滑肌构成。环行肌在幽门处增厚形成幽门括约肌，它能调控胃内容物进入小肠的速度。

4. **外膜**　为浆膜。

六、小　　肠

小肠为消化管中最长的一段，成人全长 5～7m，是进行消化吸收最主要的部位。小肠上接幽门，下续盲肠，从上向下依次分为十二指肠、空肠和回肠 3 部分（图 4-1）。

考点：小
肠的分部

（一）十二指肠

十二指肠为小肠的起始段，全长约25cm。其上端起于胃的幽门，下端在第2腰椎体左侧，与空肠相续。十二指肠呈"C"形从右侧包绕胰头，可分为上部、降部、水平部和升部4个部分（图4-23）。

图 4-23　胆道、十二指肠和胰

1. 上部　近幽门处，肠壁薄，黏膜较平滑，称为十二指肠球，是十二指肠溃疡的好发部位。

2. 降部　在降部肠腔的后内侧壁上有一纵行的黏膜皱襞，称十二指肠纵襞，其下端的突起，称为十二指肠大乳头，是胆总管和胰管的共同开口处，胆汁和胰液由此流入小肠。

3. 水平部　在第3腰椎下缘，自右向左横过下腔静脉，至腹主动脉前方移行为升部。

4. 升部　自水平部斜向左上至第2腰椎左侧，向前下方弯曲形成十二指肠空肠曲，与空肠相续。十二指肠空肠曲被十二指肠悬肌固定于腹后壁。十二指肠悬肌和包绕它的腹膜皱襞构成十二指肠悬韧带向上连至膈右脚，临床上称为Treitz韧带，是手术时确认空肠起始部的重要标志。

（二）空肠和回肠

空肠和回肠迂回盘曲于腹腔中部和下部，相互延续形成小肠袢，其周围被结肠包围。两者无明显界线，但主要特征有所不同（图4-24、表4-1）。

图 4-24　空肠与回肠

表 4-1　空肠和回肠的比较

项目	空肠	回肠
位置	腹腔的左上部	腹腔的右下部
长度	占空、回肠全长的2/5	占空、回肠全长的3/5

续表

项目	空肠	回肠
管径	较粗	较细
管壁	较厚	较薄
血管	较多	较少
环状襞	高而密	低而疏
淋巴滤泡	孤立淋巴滤泡	集合淋巴滤泡、孤立淋巴滤泡

（三）小肠壁的微细结构

小肠壁由内向外依次为黏膜、黏膜下层、肌层和外膜。其结构特点是肠腔面有环状襞和肠绒毛；固有层内有大量肠腺和淋巴组织。

1. 环状襞　由黏膜和黏膜下层共同向管腔内隆起形成。小肠内面，除十二指肠球和回肠末端外，其余部分都布有环形或半环形的环状襞。空肠环状襞高而密，回肠环状襞低而疏。

2. 肠绒毛　是黏膜的上皮和固有层向肠腔内形成许多指状突起（图 4-25、图 4-26）。

图 4-25　小肠绒毛结构模式图

图 4-26　小肠绒毛纵切面光镜图

（1）上皮：为单层柱状上皮，上皮由吸收细胞和杯状细胞构成。

1）吸收细胞：细胞数量多，呈高柱状，细胞核椭圆形，靠近细胞的基底部，细胞的游离面有纹状缘。

2）杯状细胞：散在于吸收细胞之间。杯状细胞分泌黏液，对肠黏膜起润滑和保护作用。

（2）固有层：形成肠绒毛的中轴，由结缔组织构成。其中央有 1～2 条纵行的毛细淋巴管，称为中央乳糜管，其周围有丰富的毛细血管和散在的平滑肌纤维。平滑肌纤维的收缩和舒张，有利于物质的吸收及血液和淋巴的运行。

环状襞、肠绒毛和纹状缘的存在，可使小肠黏膜的表面积增加 600 多倍，有利于小肠对营养物质的吸收。

3. 肠腺　是黏膜上皮下陷至固有层而形成的管状腺，腺管开口于相邻肠绒毛根部之间。肠腺主要由柱状细胞、杯状细胞和潘氏细胞（Paneth 细胞）构成。其中柱状细胞最多，分泌多种消化酶；潘氏细胞呈锥体形，分布在肠腺的底部，分泌溶菌酶等。

十二指肠上部的黏膜下层内有十二指肠腺，分泌碱性黏液，可保护十二指肠黏膜，使其免受酸性胃液的侵蚀。

4. 淋巴组织　小肠固有层内散布有许多淋巴组织，是小肠壁重要的防御结构。在十二指肠和空肠中含有散在的淋巴组织，称为孤立淋巴滤泡；回肠中的淋巴组织常聚集成群，称为集合淋巴滤泡（图 4-24）。

案例 4-2

患者，男性，50 岁，工人。腹痛 3 小时来院就诊。患者自述 3 小时前出现上腹部疼痛，无恶心呕吐，无腹泻。查体右下腹有压痛、反跳痛。体温 39.5℃，其他生命体征正常。实验室检查白细胞数量明显增多，以中性粒细胞增多为主。临床诊断为急性阑尾炎。

问题：阑尾的位置如何？阑尾根部的体表投影如何描述？

七、大 肠

考点：大肠的分部

大肠接回肠末端，终于肛门，全长约 1.5m，分为盲肠、阑尾、结肠、直肠和肛管 5 个部分（图 4-1）。

除直肠、肛管和阑尾外，盲肠和结肠的外形有 3 个特征性结构（图 4-27）：结肠带，有 3 条，是肠壁的纵行肌束增厚而成，沿肠管长轴平行排列，3 条结肠带最后汇集于阑尾根部；结肠袋，是由于结肠带短于肠管，使肠管皱缩而形成的囊状膨出；肠脂垂，是分布于结肠带

图 4-27 盲肠和结肠的结构性特征

结肠带　结肠袋　肠脂垂

附近，由脂肪组织聚集形成的突起。

（一）盲肠

考点：盲肠、结肠的形态特征

盲肠是大肠的起始部，位于右髂窝内，呈囊袋状，长 6～8cm，向上通升结肠，向左连回肠。回肠在盲肠的开口处，上、下各有一唇状皱襞，称为回盲瓣，瓣膜的深部有增厚的环行肌。此瓣可阻止小肠内容物过快流入大肠，又可防止盲肠内容物逆流到回肠。在回盲瓣的下方约 2cm 处，有阑尾的开口（图 4-28）。

（二）阑尾

阑尾为一蚓状盲管，根部连于盲肠的后内侧壁，末端游离，长 6～8cm。阑尾末端的位置变化大。阑尾根部的位置较恒定。阑尾根部的体表投影，约在脐与右髂前上棘连线的中、外 1/3 交点处，此点称为麦氏点。急性阑尾炎时，此处有明显压痛。

考点：麦氏点

案例分析 4-2

阑尾根部连于盲肠的后内侧壁。阑尾根部的体表投影，约在脐与右髂前上棘连线的中、外 1/3 交点处，此点称为麦氏点。

（三）结肠

结肠围绕在空、回肠的周围，始于盲肠，终于直肠。分为升结肠、横结肠、降结肠和乙状结肠 4 部分（图 4-1）。

1. 升结肠　自右髂窝沿腹后壁的右侧上升，至肝右叶下方弯向左前方形成结肠右曲（肝

回盲瓣　　　　回盲口

回肠

阑尾口

阑尾系膜

盲肠

阑尾

图 4-28 盲肠和阑尾

曲），移行为横结肠。

2. 横结肠　起自结肠右曲，向左横行至左季肋区，在脾的下方弯向下形成结肠左曲（脾曲），移行为降结肠。

3. 降结肠　从结肠左曲开始，沿左侧腹后壁下行至左髂嵴处，移行为乙状结肠。

4. 乙状结肠　自左髂嵴处起于降结肠，全长呈"乙"字形弯曲，沿左髂窝进入盆腔，向下行至第 3 骶椎平面，续为直肠。乙状结肠全部被腹膜包被，并借乙状结肠系膜连于左髂窝和小骨盆后壁，活动性较大。

结肠黏膜的形态和组织结构特点：

结肠黏膜表面平滑，有半环形结肠半月襞，无肠绒毛。黏膜上皮为单层柱状上皮，上皮内有许多杯状细胞。固有层内含有密集排列的管状大肠腺，腺上皮内有大量的杯状细胞，淋巴组织发达，常穿过黏膜肌层，突入黏膜下层。

（四）直肠

直肠位于骨盆腔内，全长 10～14cm。在第 3 骶椎水平接乙状结肠，向下沿第 4～5 骶椎和尾骨前面下降，穿过盆膈移行为肛管。直肠并非垂直，在矢状面上有两个弯曲，上部弯曲沿着骶骨盆面凸向后，称为骶曲，下部弯曲绕尾骨尖凸向前，称为会阴曲；在冠状面上，直肠也有 3 个弯曲，一般中间的弯曲较大，凸向左侧，上、下两个弯曲凸向右侧（图 4-29）。

图 4-29　直肠与肛管

直肠上端与乙状结肠交接处管径较细，直肠下部管腔膨大，称直肠壶腹。直肠内面有 3 个直肠横襞，中间的直肠横襞最大而明显，位置最恒定，位于直肠右前壁上，距肛门约 7cm，可作为直肠镜和乙状结肠镜检查的定位标志（图 4-30）。做镜检时，应注意直肠的弯曲和横襞，以免损伤肠管。

图 4-30　直肠和肛管腔面的形态

（五）肛管

肛管在盆膈平面与直肠相接，终于肛门，长 3～4cm。肛管内面有 6～10 条纵行的黏膜皱襞，称肛柱，肛柱下端彼此借半月形的黏膜皱襞相连，这些半月形的黏膜皱襞称肛瓣。肛瓣与肛柱下端共同围成的小隐窝称肛窦，窦口向上，窦内往往积存粪屑，易于感染。

各肛瓣边缘和肛柱的下端共同连成锯齿状的环形线，称为齿状线，是皮肤和黏膜的分界线（图 4-30）。齿状线以上的肛管内表面为黏膜，齿状线以下的肛管内表面为皮肤。齿状线也是直肠动脉供应、静脉和淋巴回流的分界线。病理情况下静脉丛淤血曲张，向管腔内突起，称为痔。在齿状线下方有宽约 1cm 的环状区域，表面光滑，称为肛梳。肛梳下缘有一环形浅沟，称为白线，是肛门内括约肌和肛门外括约肌的分界处。

肛门周围有肛门内、外括约肌环绕。肛门内括约肌是直肠壁环行平滑肌增厚而成，有协助排便的作用。

肛门外括约肌位于肛门内括约肌外周和下方，由骨骼肌构成，受意识支配，有括约肛门和控制排便的作用，手术时应防止损伤，以免造成大便失禁。

第3节 消 化 腺

一、肝

肝是人体最大的消化腺，血供丰富，活体的肝呈红褐色，质地柔软而脆弱，受外力冲击时易破裂，导致腹腔内大出血。肝具有分泌胆汁、参与代谢、贮存糖原、解毒、防御等功能。

考点：肝的形态及位置

图 4-31 肝的膈面

（冠状韧带、膈、肝右叶、肝左叶、镰状韧带、肝圆韧带、胆囊底、前缘）

（一）肝的形态

肝略呈楔形，可分为前、后两缘和上、下两面。肝前缘锐利，后缘钝圆。肝的上面隆凸，与膈相对，又称膈面，其被矢状位的镰状韧带分为肝左叶和肝右叶（图 4-31）；肝的下面凹凸不平，与腹腔内其他器官毗邻，又称脏面。下面中部有略呈"H"形界沟，其右纵沟的前部是胆囊窝，容纳胆囊，后部是腔静脉窝，有下腔静脉通过；左纵沟的前部有肝圆韧带，后部有静脉韧带；横沟称为肝门，是肝固有动脉、肝门静脉、肝管、神经和淋巴管等出入肝的部位（图 4-32）。

图 4-32 肝的脏面

（方叶、肝圆韧带、胆囊、前缘、肝右叶、肝左叶、胆总管、肝右管、肝左管、肝固有动脉、下腔静脉、肝门静脉、静脉韧带、尾状叶）

肝的脏面借"H"形的沟分为4叶：右纵沟的右侧为右叶，左纵沟的左侧为左叶，两纵沟之间在肝门前方的为方叶，后方的为尾状叶。

（二）肝的位置

肝大部分位于右季肋区和腹上区，小部分位于左季肋区。其可随呼吸而上下移动，平静呼吸时，移动范围为2~3cm。肝的前面大部分被胸廓所掩盖，仅在腹上区直接与腹前壁接触。肝的上界与膈穹隆一致，最高点在右侧相当于右锁骨中线与右侧第5肋的交点处，在左侧相当于左锁骨中线与左侧第 5 肋间隙的交点处；肝下界在右侧与右肋弓大体一致，但在腹上区，肝下界在剑突下 3～5cm 处可触及。3 岁以下的小儿，肝的前缘常低于右肋弓下 1～2cm。7 岁以后，在右肋弓下已不能触及，若能触及，应考虑病理性肝大。

（三）肝的微细结构

肝表面被覆有一层由致密结缔组织形成的被膜，被膜内富含弹性纤维。肝门处的结缔组织随肝门静脉、肝固有动脉和肝管的分支伸入肝内，将肝实质分隔成许多肝小叶，相邻的几个肝小叶之间有肝门管区（图 4-33）。

图 4-33　肝小叶光镜图
A. 猪肝；B. 人肝

1. **肝小叶**　是肝的基本结构单位。呈多面棱柱体，其中央有一条纵行的中央静脉，肝细胞以中央静脉为中心向周围呈放射状排列形成肝板，其断面呈索状，又称肝索。肝板之间的空隙为肝血窦，肝血窦的通透性大，窦腔内有散在的肝巨噬细胞（Kupffer 细胞），具有很强的吞噬功能，并参与免疫反应。肝血窦内皮细胞与肝细胞之间狭小的间隙称窦周隙，是肝细胞与血液之间进行物质交换的场所。窦周隙内有贮脂细胞，可贮存维生素 A 和产生细胞外基质。肝细胞呈多边形，体积较大。肝细胞核圆形，有 1～2 个，位于细胞中央，核仁明显，细胞器发达，具有多种功能。肝板内相邻肝细胞之间有胆小管，在肝板内穿行并吻合成网。肝细胞分泌胆汁直接流入胆小管，并循胆小管从肝小叶中央流向周边，汇入小叶间胆管（图 4-34～图 4-36）。

2. **肝门管区**　相邻几个肝小叶之间有较多的结缔组织，内有小叶间动脉、小叶间静脉和小叶间胆管

考点：肝的微细结构

图 4-34　肝小叶立体模式图

通过，此区域称肝门管区。小叶间动脉是肝固有动脉的分支；小叶间静脉是肝门静脉在肝内的分支；小叶间胆管由胆小管汇集而成，向肝门方向汇集，最后形成左、右肝管出肝。

（四）肝的血液循环

肝的血液供应丰富。入肝的血管来源有两类：肝固有动脉，是肝的营养血管；肝门静脉，是肝的功能性血管。出肝的血管是肝静脉，最后注入下腔静脉（图 4-37）。

图 4-35　肝板、肝血窦与胆小管关系模式图

图 4-36　肝细胞、肝血窦及胆小管的关系模式图

图 4-37　肝的血液循环

图 4-38　胆囊底的体表投影

考点：胆囊底的体表投影

（五）胆囊和输胆管道

1. 胆囊　位于肝下面的胆囊窝内，上面借结缔组织与肝相连，下面覆盖有腹膜。胆囊容积40～60ml，有暂时储存和浓缩胆汁的作用。

胆囊呈梨形，前端圆钝，为胆囊底，其体表投影在右锁骨中线与右肋弓交点处的稍下方，胆囊炎时，此处常有明显的压痛，临床称为墨菲征阳性；与胆囊底相连的膨大部分为胆囊体；后部稍细，为胆囊颈；由颈弯向左下并与肝总管相连的部分为胆囊管（图 4-31、图 4-32、图 4-38、图 4-39）。

2. 输胆管道　是将胆汁输送到十二指肠的管道，可分为肝内和肝外两部分。肝内胆道包括胆小管和小叶间胆管。肝外胆道包括肝左管、肝右管、肝总管、胆囊和胆总管。胆小管先合成小叶间胆管，小叶间胆管逐渐聚合，分别形成肝左管和肝右管，两管出肝门后聚合为肝总管，肝总管与下行的胆囊管汇合形成胆总管。

胆总管在肝十二指肠韧带内下行，经十二指肠上部后方下降至胰头与十二指肠降部之间，斜穿十二指肠降部中份的后内侧壁与胰管汇合，形成膨大的肝胰壶腹，开口于十二指肠大乳头。肝胰壶腹周围有环行平滑肌增厚，形成肝胰壶腹括约肌，可控制胆汁和胰液的排出（图 4-39）。

考点：胆汁的排出途径

二、胰

胰是人体第二大消化腺，既有外分泌功能，又有内分泌功能。

图 4-39　胆囊与输胆管道

（一）胰的位置和形态

胰位于胃的后方，位置较深，在第 1～2 腰椎水平横贴于腹后壁，是腹膜外位器官。其质地柔软，呈灰红色，可分为头、体、尾 3 部。右端的胰头膨大被十二指肠环抱，中部的胰体呈三棱形，左端的胰尾较细，伸向脾门。胰的实质内有一条从胰尾走向胰头的胰管，沿途有许多小管汇入，胰管在十二指肠降部与胆总管汇合成肝胰壶腹（图 4-23）。

（二）胰的微细结构

胰表面有结缔组织被膜，其深入胰的实质，将胰分隔成许多小叶。小叶内可分为外分泌部和内分泌部。外分泌部占胰组织的大部分，腺细胞分泌胰液，含有多种消化酶，对消化食物起重要作用。

内分泌部又称胰岛，主要由 A 细胞、B 细胞、D 细胞、PP 细胞 4 种类型的内分泌细胞组成。A 细胞分泌胰高血糖素，可促进肝糖原分解，使血糖升高；B 细胞分泌胰岛素，可促进血糖转化为糖原，使血糖降低；D 细胞分泌生长抑素，以调节 A 细胞、B 细胞和 PP 细胞的分泌功能；PP 细胞分泌胰多肽，可抑制胃肠运动，减弱胆囊收缩等功能（图 4-40）。

图 4-40　胰的微细结构

第 4 节　腹　　膜

一、腹膜及腹膜腔的概念

腹膜属于浆膜，薄而光滑，被覆于腹、盆腔壁内面和腹、盆腔器官的外表面。其中被覆于腹、盆腔壁内面的部分称壁腹膜；覆于器官外表面的部分称脏腹膜。两层腹膜互相移行共同围成一个不规则的潜在间隙称腹膜腔（图 4-41）。男性腹膜腔是封闭的，女性腹膜腔借输卵管、子宫、阴道与外界相通。

腹腔与腹膜腔是两个不同的概念。腹腔是盆膈以上由腹壁和膈围成的腔；而腹膜腔是壁、脏腹膜间的潜在间隙，内仅含腹膜分泌的少量浆液，腹腔内的器官实际均位于腹膜腔外。

腹膜有分泌、吸收、保护、支持、修复和防御等功能。浆液能减少器官运动时相互的摩擦。

二、腹膜与脏器的关系

根据腹、盆腔脏器被腹膜包被的程度，可将腹、盆腔器官分为 3 种类型（图 4-42）。

图 4-41　腹膜腔矢状切面模式图（女性）

图 4-42　腹膜与脏器关系示意图

（一）腹膜外位器官

腹膜外位器官是表面仅一面被腹膜覆盖的器官，如十二指肠降部和水平部、肾、肾上腺、输尿管、胰等，这类器官几乎不能活动。

（二）腹膜间位器官

腹膜间位器官是表面大部分被腹膜覆盖的器官，如升结肠、降结肠、肝、子宫、膀胱等，这类器官的活动度较小。

（三）腹膜内位器官

腹膜内位器官是表面几乎都被腹膜覆盖的器官，如胃、空肠、回肠、盲肠、阑尾、横结肠、乙状结肠、脾、卵巢和输卵管等，这类器官活动性最大。

了解腹膜和器官的位置关系，可对腹腔手术的路径加以选择，尽量不要打开腹膜腔，以避免手术时引起腹膜腔感染等并发症。

三、腹膜形成的主要结构

腹膜由腹盆壁内面移行于脏器表面或由一个脏器移行至另一个脏器的过程中，形成韧带、系膜、网膜和腹膜、陷凹等结构（图 4-41、图 4-42）。

（一）韧带

韧带是连于腹、盆壁与脏器或脏器之间的腹膜结构，对固定脏器有一定的作用。主要包括镰状韧带、肝圆韧带、冠状韧带等。

（二）系膜

系膜是壁腹膜和脏腹膜相互移行所形成的将肠管连至腹、盆壁的双层腹膜结构，如肠系膜、横结肠系膜、乙状结肠系膜和阑尾系膜等。

（三）网膜

网膜包括大网膜和小网膜等。

1. 小网膜　是连于肝门至胃小弯和十二指肠上部之间的双层腹膜结构。其中，肝门至胃小弯之间的腹膜称肝胃韧带；肝门至十二指肠上部之间的腹膜称肝十二指肠韧带，内有胆总管、肝固有动脉和肝门静脉等。

2. 大网膜　是连于胃大弯和横结肠之间的 4 层腹膜结构，呈围裙状悬垂在横结肠和小肠的前方，内有脂肪、血管和淋巴管等。大网膜有重要的防御功能，当腹腔器官有炎症时，能向病变处移动，将病灶包裹，限制炎症的蔓延，在手术中可依据此特点探查病变的部位。小儿的大网膜较短，当下腹部器官病变，不易被大网膜包裹，常造成弥散性腹膜炎。

（四）腹膜陷凹

腹膜陷凹是腹膜在盆腔脏器之间移行所形成的凹陷（图 4-41）。男性在膀胱与直肠之间有直肠膀胱陷凹。女性在膀胱与子宫之间有膀胱子宫陷凹；直肠与子宫之间为直肠子宫陷凹。站立或半卧位时，这些陷凹的位置是腹膜腔最低部位，故腹膜腔内积液时容易在这些陷凹内积存，临床上可进行直肠穿刺或阴道后穹穿刺进行诊断和治疗。

小　结

消化系统由消化管和消化腺两部分组成。消化管包括口腔、咽、食管、胃、小肠（十二指肠、空肠和回肠）和大肠（盲肠、阑尾、结肠、直肠和肛管）。临床上常把从口腔到十二指肠的消化管，称为上消化道；把空肠到肛管的消化管，称为下消化道。消化腺有小消化腺和大消化腺两种。小消化腺散在于消化管各部的管壁内，大消化腺有唾液腺、肝和胰，它们所分泌的消化液都进入消化道，参与食物消化。

自 测 题

一、选择题

（一）A_1 型题

1. 腮腺管开口于（　　）

A. 平对上颌第二前磨牙的颊黏膜处

B. 平对上颌第三磨牙的颊黏膜处

C. 平对上颌第二磨牙牙冠的颊黏膜处

D. 平对下颌第二磨牙的颊黏膜处

E. 平对下颌第三磨牙的颊黏膜处

2. 肛管黏膜与皮肤的分界标志是（　　）

A. 白线　　　　　B. 肛梳

C. 直肠横襞　　　D. 肛柱

E. 齿状线

3. 肝的基本结构单位是（　　）

A. 中央静脉　　　B. 肝血窦

C. 肝索　　　　　D. 肝小叶

E. 肝板

4. 不属于肝门管区结构的是（　　）

A. 小叶间动脉　　B. 小叶下静脉

C. 小叶间胆管　　D. 小叶间静脉

E. 小叶间结缔组织

5. 十二指肠溃疡及穿孔的好发部位是（　　）

A. 十二指肠球

B. 十二指肠降部

C. 十二指肠水平部

D. 十二指肠升部

E. 十二指肠空肠曲

6. 肝下面右侧纵沟前部容纳的器官是（　　）

A. 肝门静脉　　　　B. 肝圆韧带

C. 静脉韧带　　　　D. 下腔静脉

E. 胆囊

7. 肝胰壶腹开口于（　　）

A. 十二指肠上部

B. 十二指肠降部

C. 十二指肠水平部

D. 十二指肠升部

E. 十二指肠空肠曲

8. 属于腹膜外位器官的是（　　　）

A. 输尿管　　　　　B. 肝

C. 子宫　　　　　　D. 胃

E. 空肠

9. 胃中等充盈时大部分位于（　　　）

A. 腹上区　　　　　B. 脐区

C. 左季肋区　　　　D. 右季肋区

E. 腹下区

10. 没有结肠带的肠管是（　　　）

A. 横结肠　　　　　B. 升结肠

C. 乙状结肠　　　　D. 直肠

E. 盲肠

（二）A₂ 型题

11. 患者，男性，60 岁。平时喜欢吃热烫的食物，近期感觉食管内有异物卡住，进食和咽口水胸疼明显。去医院镜检发现食管的第 3 个狭窄处有一肿物，进一步检查诊断为食管癌。请问食管的第 3 个狭窄距中切牙的距离是（　　　）

A. 15cm　　　　　　B. 25cm

C. 30cm　　　　　　D. 40cm

E. 50cm

（三）X 型题

12. 与咽直接相通的是（　　　）

A. 鼓室　　　　　　B. 口腔

C. 食管　　　　　　D. 喉腔

E. 鼻腔

13. 能增大小肠表面积的结构是（　　　）

A. 皱襞　　　　　　B. 绒毛

C. 系膜　　　　　　D. 纤毛

E. 微绒毛

14. 关于胆囊的描述正确的是（　　　）

A. 位于肝下面的胆囊窝内

B. 能分泌胆汁

C. 呈梨形

D. 分为底、体、颈、管 4 部

E. 胆囊管与胰管合成肝胰壶腹

二、简答题

1. 简述阑尾的位置及阑尾根部的体表投影。

2. 写出胆汁的产生和排出途径。

3. 食管三处狭窄各位于何处？距中切牙的距离各是多少？

（李嘉琳）

呼 吸 系 统

呼吸是生命的重要特征，机体在新陈代谢过程中必须不断地与外界进行气体交换。那么呼吸系统是如何组成的？下面让我们一起来探究呼吸系统的奥秘。

呼吸系统由呼吸道和肺组成（图 5-1）。呼吸道是运输气体的通道，包括鼻、咽、喉、气管、主支气管和肺内各级支气管。临床上通常把鼻、咽、喉称为上呼吸道，气管和各级支气管称为下呼吸道。肺是气体交换的场所。呼吸系统的主要功能是进行气体交换，即吸入氧气，呼出二氧化碳。

考点：上、下呼吸道的概念

图 5-1　呼吸系统模式图

第1节　呼 吸 道

一、鼻

鼻是呼吸道的起始部，也是嗅觉器官，并辅助发音，分为外鼻、鼻腔和鼻旁窦 3 部分。

（一）外鼻

外鼻由骨和软骨作支架，外覆皮肤和少量皮下组织。外鼻位于面部中央，上端狭窄，突于两眶之间，称鼻根，向下延伸为鼻背，末端为鼻尖，鼻尖的两侧扩大为鼻翼。鼻翼在平静呼吸的情况下，无显著活动。呼吸困难的患者，鼻翼可出现明显的扇动。外鼻的下方有一对鼻孔。

（二）鼻腔

鼻腔由骨和软骨作为支架，内面衬以黏膜和皮肤构成。鼻中隔将鼻腔分为左、右两腔，每腔向前经鼻孔与外界相通，向后经鼻后孔与鼻咽相通。每侧鼻腔均分为前、后两部，分别为鼻前庭和固有鼻腔，两者以鼻阈为界。

图 5-2　鼻腔外侧壁（右侧）

1. 鼻前庭　为鼻翼所围成的空腔，内面衬以皮肤，生有鼻毛，有过滤灰尘的作用。由于该处缺乏皮下组织，故发生疖肿时，疼痛较为剧烈。

2. 固有鼻腔　位于鼻腔后上部，为鼻腔的主要部分，为骨性鼻腔内衬黏膜而成，外侧壁自上而下可见突向鼻腔的上、中、下 3 个鼻甲，每个鼻甲的下方各有一裂隙，分别称上鼻道、中鼻道和下鼻道。在上鼻甲的后上方有一凹陷称蝶筛隐窝。下鼻道前部有鼻泪管的开口（图 5-2、图 5-3）。

图 5-3　鼻旁窦的开口（右侧）

固有鼻腔的黏膜按生理功能分为嗅区和呼吸区。位于上鼻甲和与其相对的鼻中隔上部的鼻黏膜，活体呈淡黄色，内含嗅细胞，称嗅区。其余部分黏膜，活体呈淡红色，称呼吸区。鼻中隔前下部的黏膜薄而富含血管，是鼻出血的好发部位，临床上称为易出血区（Little 区）。

案例 5-1

　　患者，男性，15 岁。患感冒后经常出现鼻塞、流涕等不适症状。经耳鼻喉科医生检查，考虑患有鼻窦炎。

　　问题：为什么感冒容易导致鼻窦炎？

（三）鼻旁窦

鼻旁窦由骨性鼻旁窦衬以黏膜而成，共有 4 对，即上颌窦、额窦、筛窦和蝶窦，都开口于鼻腔（图 5-3、图 5-4）。其中上颌窦、额窦和筛窦的前、中群开口于中鼻道；筛窦后群开口于上鼻道；蝶窦开口于蝶筛隐窝。鼻旁窦可调节吸入空气的温、湿度，并对发音起共鸣的作用。

案例分析 5-1

鼻旁窦所衬黏膜经各鼻旁窦开口与鼻腔黏膜相互延续，故当上呼吸道感染时，常可蔓延至各鼻旁窦而引起鼻旁窦炎。其中上颌窦是鼻旁窦中最大的一对，因其开口位置明显高于窦底，当患炎症时，分泌物不易排出，故上颌窦的慢性炎症较多见。

二、咽

详见第 4 章消化系统。

三、喉

喉既是呼吸道的组成部分，又是发音的器官。

图 5-4 鼻旁窦的体表投影

（一）喉的位置

喉位于颈前部中份，成年人的喉在第 3～6 颈椎高度，女性的喉略高于男性，小儿的喉略高于成人。喉前面被舌骨下肌群覆盖，后面紧邻喉咽，上接咽，下连气管，两侧为颈部大血管、神经及甲状腺侧叶。喉的活动性较大，可随吞咽或发音而上下移动。

（二）喉的结构

喉以软骨及其连结做支架，内面衬以黏膜，外面附以喉肌而成（图 5-5、图 5-6）。

图 5-5 喉的软骨及其连结（前面观）

图 5-6 喉的软骨及其连结（后面观）

1. 喉软骨 主要有甲状软骨、环状软骨、会厌软骨和杓状软骨 4 种。

（1）甲状软骨：位于舌骨的下方，是最大的一块喉软骨，由两块甲状软骨板前缘互相愈着而成。愈着部称前角，其上份凸向前方称喉结，在成年男性尤为明显。甲状软骨板后缘游离并向上、下发出上角和下角。甲状软骨借甲状舌骨膜与上方的舌骨相连。

（2）环状软骨：位于甲状软骨的下方，是喉软骨中唯一完整的软骨环。环状软骨前窄后宽，形似指环，前部低窄称为环状软骨弓，后部高阔称环状软骨板。

（3）会厌软骨：位于舌骨体后方，形似树叶，上宽下窄，下端附于甲状软骨前角内面的上部。会厌软骨的前、后面均由黏膜被覆称之为会厌。吞咽时，喉上提，会厌盖住喉口，阻止食物误入喉腔。

（4）杓状软骨：成对，略呈锥体形，坐落于环状软骨板上缘两侧。

2. 喉的连结（图 5-5、图 5-6）

（1）环甲关节：由甲状软骨下角和环状软骨板侧部构成，甲状软骨在冠状轴上可作前倾和复位运动，使声韧带紧张或松弛。

（2）环杓关节：由杓状软骨和环状软骨板上缘构成，杓状软骨可沿垂直轴做旋转运动，从而缩小或开大声门裂。

3. 喉肌　为数块细小的骨骼肌，附着于喉软骨周围，是发音的动力器官。

4. 喉腔及喉黏膜　喉腔向上通喉咽，向下通气管，其入口称喉口。喉腔内衬黏膜，与咽和气管的黏膜相延续，在其侧壁上有上、下两对矢状位的黏膜皱襞，上方的一对称前庭襞，活体呈粉红色，两前庭襞之间的裂隙，称前庭裂，下方的一对称声襞，内含紧张于甲状软骨前角后面与杓状软骨之间的声韧带，声韧带是声带的基础、发音的主要结构，声襞活体颜色较白，两声襞之间的裂隙称声门裂，声门裂是喉腔内最狭窄的部位，气流通过声门裂时通过振动声带而发音（图 5-7）。

喉腔借两对皱襞分为 3 部分：喉口至前庭裂之间的部分称喉前庭；前庭裂和声门裂之间的部分称喉中间腔；声门裂以下为声门下腔，此处黏膜下组织疏松，炎症时易发生水肿，导致呼吸困难。

图 5-7　喉腔（冠状切面）

会厌
喉前庭
前庭襞
前庭裂
喉室
声门裂
声襞
声门下腔
环状软骨
气管腔

知识链接　　　　　　　　　　　　　　　　　　急性喉梗阻

　　急性喉梗阻是指喉部病变致喉腔急性狭窄或梗阻所引起的呼吸困难。多见于儿童，常由喉部炎症、过敏、外伤、异物、痉挛等引起。急性喉梗阻的急救可采用气管切开术，在无条件时，可先行环甲正中韧带切开或穿刺，建立临时气体通道，争取抢救时间。

考点：气管切开的选择部位

四、气管与主支气管

（一）气管

气管位于颈前部正中，上接环状软骨，向下经胸廓上口入胸腔，以胸骨的颈静脉切迹为界，分为颈、胸两部，行至胸骨角平面分为左、右主支气管（图 5-8），分叉处称气管杈，气管杈内面有向上突的纵嵴，称气管隆嵴，是支气管镜检查的定位标志。气管由 14～17 个 "C" 形的气管软骨及连接各软骨之间的结缔组织构成，其后方的缺口由平滑肌和结缔组织封闭。

临床上常选择在第 3～5 气管软骨环处进行气管切开术。

（二）主支气管

主支气管左、右各一，从气管分出后，行向下外，分别经左、右肺门进入肺内。左主支气管长、细而较水平；右主支气管短、粗而较垂直。因此，异物容易坠入右主支气管。

（三）气管和主支气管的微细结构

气管和主支气管管壁从内向外依次由黏膜、黏膜下层和外膜 3 层构成。黏膜由上皮和固有层构成。上皮为假复层纤毛柱状上皮，上皮内含有大量的杯状细胞。黏膜下层由疏松结缔组织构成。外膜由 "C" 形透明软骨环和结缔组织构成，在软骨缺口处有平滑肌束和致密结缔组织封闭。软骨的作用在于支撑呼吸道使之不易陷闭。

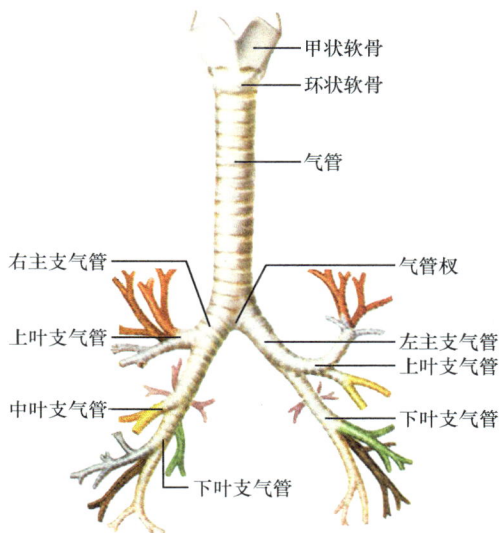

图 5-8　气管与主支气管

考点：为什么气管异物易入右主支气管

第 2 节　肺

一、肺的位置和形态

肺位于胸腔内，左右各一，膈的上方、纵隔两侧。新生儿的肺呈淡红色，随着年龄的增长，因吸入的尘埃增多，肺的颜色逐渐变得灰暗甚至呈蓝黑色。肺质软而富有弹性，似海绵状。

每侧肺呈半个圆锥体，左肺狭长，右肺宽短，分为一尖、一底、两面和三缘。肺尖钝圆，高出锁骨内侧 1/3 上方 2～3cm。肺底与膈相邻而向上凹陷，又称膈面。外侧面圆隆，邻接肋和肋间隙，故又称肋面。内侧面与纵隔相邻，又称纵隔面，其中央部凹陷称肺门，有主支气管、肺动脉、肺静脉、淋巴管和神经等结构出入，这些出入肺门的结构被结缔组织包绕，称肺根。肺的前缘和下缘薄而锐利，左肺前缘下部有一弧形凹陷，称左肺心切迹。肺的后缘圆钝，与脊柱相邻（图 5-9）。

左肺有一条由后上斜向前下方的斜裂，将左肺分为上叶和下叶。右肺除有与左肺相应的斜裂外，尚有一水平裂。斜裂和水平裂将右肺分为上叶、中叶和下叶。

二、肺内支气管和支气管肺段

在肺门处，左、右主支气管的分支进入相应肺叶形成肺叶支气管；肺叶支气管再分支形成肺段支气管。全部各级支气管在肺内反复分支呈树枝状，称为支气管树。每一肺段支气管的分支及其所属的肺组织，构成一个支气管肺段，简称肺段。肺段呈锥体状，尖朝向肺门，底朝向肺的表面。每侧肺有 10 个肺段，结构、功能相对独立，临床上可据此在肺段上做定位诊断及肺段切除术（图 5-10）。

三、肺的微细结构

肺表面被覆浆膜，为胸膜的脏层。肺的组织结构分两大部分，即肺实质和肺间质，前者由

图 5-9　肺的形态

图 5-10　肺的外形和肺段

肺内各级支气管及其相连的肺泡构成，后者为肺内的结缔组织、血管、淋巴管和神经等。肺实质根据各部功能，又可分为导气部和呼吸部。

（一）导气部

导气部是肺内传送气体的管道，无交换气体的功能。依次包括肺叶支气管、肺段支气管、小支气管、细支气管、终末细支气管（图 5-11）。

每一条细支气管连同它的各级分支及其所属的肺泡，称肺小叶（图 5-12）。肺小叶呈锥体形，其尖端朝向肺门，底面向着肺表面。临床上小叶性肺炎系指肺小叶范围内的病变。

图 5-11　支气管树

图 5-12　肺小叶结构模式图

（二）呼吸部

肺呼吸部包括呼吸性细支气管、肺泡管、肺泡囊和肺泡，具有气体交换功能（图 5-12）。

1. **呼吸性细支气管**　是终末细支气管的分支，但管壁上连着少量肺泡。

2. **肺泡管**　是呼吸性细支气管的分支，其管壁自身的结构仅在相邻肺泡开口之间保留少许，呈结节状膨大。

3. **肺泡囊**　与肺泡管相连，是几个肺泡共同开口处。

4. **肺泡**　是气体交换的主要场所，呈囊泡状，开口于肺泡囊、肺泡管或呼吸性细支气管的管壁。肺泡壁很薄，由单层肺泡上皮细胞和基膜组成。相邻肺泡之间有少量结缔组织。肺泡上皮是单层上皮，由Ⅰ型、Ⅱ型肺泡细胞共同组成（图 5-13）。

（1）Ⅰ型肺泡细胞：细胞扁平，覆盖肺泡的大部分，是进行气体交换的部位。

（2）Ⅱ型肺泡细胞：细胞立方形或圆形，位于Ⅰ型肺泡细胞之间，数量少。Ⅱ型肺泡细胞能分泌磷脂类表面活性物质，覆盖于肺泡腔的内表面，具有降低肺泡表面张力，维持肺泡大小稳定的作用。

肺泡与肺泡之间的薄层结缔组织称肺泡隔，内含丰富的毛细血管、大量的弹性纤维和散在的巨噬细胞等。肺泡隔的毛细血管紧贴肺泡上皮，两者在气血交换中具有重要作用；弹性纤维使肺泡具有良好的回缩力；肺巨噬细胞吞噬大量的尘埃颗粒后，称尘细胞。相邻肺泡之间气体流通的小孔，称肺泡孔。肺泡腔内的气体与血液之间进行气体交换所通过的结构称气 - 血屏障，又称呼吸膜。气 - 血屏障包括肺泡表面液体层、肺泡上皮与基膜、薄层结缔组织、毛细血管基膜与内皮细胞等结构（图 5-14）。

考点：气 - 血屏障的概念

图 5-13　肺泡结构模式图

图 5-14　气 - 血屏障示意图

四、肺 的 血 管

肺的血管根据功能和来源可分为组成肺循环的肺动、静脉以及属于体循环的支气管动、静脉。前者为肺的功能血管；后者为肺的营养血管。

第 3 节　胸　　膜

一、胸膜与胸膜腔的概念

胸膜是由间皮和薄层结缔组织构成的浆膜，可分为壁胸膜和脏胸膜。胸膜的脏、壁两层在肺根周围相互移行，围成完全封闭的胸膜腔。正常胸膜腔为负压，内有少量浆液，可减少呼吸时胸膜间的摩擦。

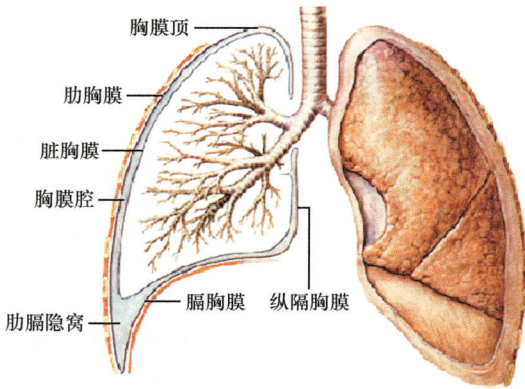

图 5-15　胸膜和胸膜腔模式图

二、胸膜的分部及胸膜隐窝

脏胸膜贴附于肺的表面。壁胸膜因贴附部位不同可分为 4 部分：①胸膜顶，覆盖在肺尖上方；②纵隔胸膜，贴附于纵隔的两侧面；③膈胸膜，贴附于膈的上面；④肋胸膜，贴附于肋骨与肋间肌内面（图 5-15）。

壁胸膜相互转折移行处的胸膜腔，即使深吸气时肺缘也不能伸入其内，这些部位统称胸膜隐窝，其中肋胸膜和膈胸膜转折处形成肋膈隐窝，是站立位时胸膜腔的最低点，胸膜腔积液首先积聚于此。

第 4 节　纵　　隔

一、纵隔的概念及境界

纵隔是两侧纵隔胸膜之间所有器官和组织的总称。纵隔的前界为胸骨，后界为脊柱胸段，两侧界为纵隔胸膜，上界为胸廓上口，下界为膈。

二、纵隔的分部及内容

纵隔以胸骨角平面为界，分为上纵隔与下纵隔两部分。下纵隔又以心包为界，分为前、中、后纵隔（图 5-16）。

图 5-16　纵隔的分部

1. **上纵隔**　主要内容物为胸腺、头臂静脉、上腔静脉、膈神经、迷走神经、喉返神经、主动脉弓及三大分支、气管、食管、胸导管和淋巴结等。

2. 下纵隔 ①前纵隔，位于胸骨与心包之间，内有胸腺下部等；②中纵隔，位于前、后纵隔之间，内有心包、心、连心的大血管根部、膈神经、主支气管的起始部及淋巴结等；③后纵隔，位于心包与脊柱之间，内有食管、胸主动脉、主支气管、胸导管、奇静脉、半奇静脉、迷走神经、交感干和淋巴结等。

自 测 题

一、选择题

（一）A_1 型题

1. 鼻易出血的部位是（ ）

A. 鼻中隔上部 　　B. 鼻中隔前下部

C. 鼻腔外侧壁 　　D. 鼻腔内侧壁

E. 以上都不是

2. 气管软骨属于（ ）

A. 透明软骨 　　B. 弹性软骨

C. 环状软骨 　　D. 纤维软骨

E. 以上都不是

3. 喉腔最狭窄的部位是（ ）

A. 前庭裂 　　B. 声门下腔

C. 声门裂 　　D. 喉中间腔

E. 喉口

4. 喉炎时容易水肿的部位是（ ）

A. 喉口黏膜 　　B. 喉前庭黏膜

C. 喉中间腔黏膜 　D. 声门下腔黏膜

E. 以上都是

5. 关于右肺的描述正确的是（ ）

A. 可分 3 叶 　　B. 只有一条水平裂

C. 较狭长 　　D. 前缘有心切迹

E. 以上都不是

（二）A_2 型题

6. 患者，男性，患肺气肿多年，2 年前被诊断为肺源性心脏病。近日症状加重，出现右心衰竭、呼吸功能不全，拟行气管切开术，具体的切开部位应在（ ）

A. 第 1～3 气管软骨环前正中线处

B. 第 2～4 气管软骨环前正中线处

C. 第 3～5 气管软骨环前正中线处

D. 第 4～6 气管软骨环前正中线处

E. 第 5～7 气管软骨环前正中线处

（三）X 型题

7. 上呼吸道包括（ ）

A. 鼻 　　　　　B. 气管

C. 咽 　　　　　D. 喉

E. 主支气管

8. 组成喉的不成对软骨包括（ ）

A. 甲状软骨 　　B. 环状软骨

C. 会厌软骨 　　D. 杓状软骨

E. 气管软骨

9. 肺的呼吸部包括（ ）

A. 终末细支气管 　B. 呼吸性细支气管

C. 肺泡管 　　　　D. 肺泡囊

E. 肺泡

二、简答题

1. 气管异物易坠入哪一侧？为什么？

2. 简述肺的形态和位置。

3. 简述壁胸膜的分部。

（杨鹏飞）

泌 尿 系 统

人体每天有很多代谢产物排出体外，那么人体通过哪些器官来完成的呢？怎么样来完成的呢？据统计，每 4～5 分钟肾的血流量相当于全身的血流量，其目的是将机体的代谢产物随尿液排出体外，以维持内环境的稳定。通过对泌尿系统的学习，你将能认识到，在人体正常生命活动中，泌尿系统起着非常重要的作用。

泌尿系统由肾、输尿管、膀胱和尿道组成。肾的主要功能是产生尿液，尿液经输尿管输送到膀胱暂时储存，最后经尿道排出体外（图 6-1）。

图 6-1　泌尿系统模式图

第 1 节　肾

肾是人体最重要的排泄器官之一，主要功能是通过产生尿液，排出机体新陈代谢中产生的代谢终产物（如尿素、尿酸等）和多余的水分与无机盐，以调节机体的水、电解质和酸碱平衡，保持人体内环境的相对稳定。

案例 6-1

患者，男性，10 岁，5 天前受凉后，出现乏力、恶心、颜面水肿，血压 150/100mmHg，可见肉眼血尿。初步诊断为急性肾小球肾炎。

问题：结合肾的结构分析急性肾小球肾炎出现肉眼血尿的原因。

一、肾 的 形 态

肾是成对的实质性器官，形似蚕豆。新鲜肾呈红褐色，质地柔软，表面光滑。肾可分为上、下两端，前、后两面，内、外两缘。上端宽薄，下端窄厚；前面较凸，后面平坦；外侧缘隆凸，内侧缘中部凹陷，是肾的血管、淋巴管、神经和肾盂等出入的部位，称**肾门**。出入肾门的诸结构被结缔组织包裹总称**肾蒂**。肾门向肾实质内凹陷形成的腔隙称**肾窦**，容纳肾盂、肾大盏、肾小盏、肾血管、淋巴管、神经及脂肪组织等。右侧肾蒂较左侧者短，故右肾的手术难度较大（图6-2）。

二、肾 的 位 置

肾位于脊柱两侧，属腹膜外位器官。两肾上端相距较近，下端稍远，略呈"八"字形排列。左肾上端平第11胸椎体下缘，下端平第2腰椎体下缘；右肾由于受肝的影响，较左肾低半个椎体。第12肋斜越左肾后面的中部、右肾后面的上部。肾门约平第1腰椎，其在背部的体表投影，位于竖脊肌外侧缘与第12肋相交所形成的夹角处，临床称为**肾区**，某些肾病患者，叩击或触压该区可引起疼痛（图6-3、图6-4）。

图6-2 肾的形态（前面观）

考点：肾的形态、位置和剖面结构

图6-3 肾的位置前面观

图6-4 肾的位置后面观

三、肾的剖面结构

在冠状切面上，肾实质分为皮质和髓质两部分。**肾皮质**位于浅层，富含血管，呈红褐色，肾皮质伸入肾髓质之间的部分称**肾柱**。**肾髓质**位于皮质深部，血管少，呈淡红色，由15～20个**肾锥体**组成。肾锥体的基底朝向皮质，尖钝圆伸向肾窦，称**肾乳头**。肾乳头尖端有许多乳头孔。肾乳头被漏斗状的**肾小盏**所包绕，2～3个肾小盏汇合成一个**肾大盏**，2～3个肾大盏再汇合成前后扁平、漏斗状的**肾盂**。肾盂出肾门后逐渐变细，向内下走行移行为输尿管（图6-5）。

肾锥体
肾皮质
肾乳头
肾窦
肾小盏
肾大盏
乳头孔
肾动脉
肾盂
肾静脉
肾柱
输尿管
肾纤维囊

图 6-5　右肾冠状切面（后面观）

四、肾 的 被 膜

肾的被膜由内向外依次为纤维囊、脂肪囊和肾筋膜（图 6-6、图 6-7）。

1. 纤维囊　是包裹于肾实质表面的薄层致密结缔组织膜，正常时易剥离。但在病理情况下，则与肾实质发生粘连，不易剥离。

2. 脂肪囊　又称肾床，是位于纤维囊外周的脂肪组织层，对肾起弹性垫样的保护作用。临床上做肾囊封闭，就是将药物注入此囊内。

3. 肾筋膜　位于脂肪囊外周，分前、后两层包裹肾和肾上腺，并向深面发出许多结缔组织小束穿过脂肪囊连于纤维囊，对肾起固定作用。

肝
肾上腺
右肾断面
纤维囊
脂肪囊
肾前筋膜
肾后筋膜
横结肠

图 6-6　肾的被膜矢状切面

胰
肝
肾前筋膜
纤维囊
右肾
脂肪囊
肾后筋膜
竖脊肌
腰大肌
腰方肌

图 6-7　肾的被膜水平切面

肾正常位置的维持，除靠肾的被膜外，还有赖于肾的血管、腹膜、腹内压及邻近器官的支持和承托。当上述因素不健全时，可引起肾下垂或游走肾。

考点：肾的被膜

五、肾的微细结构

肾实质含有大量泌尿小管，其间有少量的结缔组织、血管、淋巴管和神经等构成肾的间质。泌尿小管是形成和运输尿液的结构，它包括肾单位和集合管两部分（图 6-8、图 6-9）。

（一）肾单位

肾单位由肾小体和肾小管组成，是肾的结构和功能的基本单位，每个肾约有 100 万～150 万个肾单位。

图 6-8　泌尿小管模式图

图 6-9　肾实质的结构

1. 肾小体　位于肾皮质内，由血管球和肾小囊构成（图 6-8、图 6-10）。

（1）血管球：位于肾皮质内，呈球形，是介于入球微动脉和出球微动脉之间盘曲的毛细血管球。其入球微动脉粗短，出球微动脉细长，使血管球内保持高压状态，毛细血管壁由一层内皮细胞及其外面的基膜构成，内皮细胞有很多小孔，直径 50～100nm，这些结构有利于原尿的形成。

（2）肾小囊：是肾小管的起始端在血管球周围膨大并凹陷形成的双层盲囊状结构。其外层由单层扁平上皮细胞构成，称壁层；内层贴附于血管球毛细血管基膜周围，由足细胞构成，称脏层。足细胞的胞体较大，从胞体伸出数个较大的初级突起，初级突起又伸出许多指状次级突起，相邻的次级突起相互穿插嵌合，其间有宽 25nm 的裂隙，裂隙表面覆盖有一层薄膜称裂孔膜。肾小囊脏、壁层之间的腔隙，称肾小囊腔，其内充满原尿（图 6-10～图 6-12）。

图 6-10　肾小体结构模式图

图 6-11　肾皮质微细结构（高倍）

当血液流经血管球毛细血管时，血浆内部分物质经有孔的毛细血管内皮细胞、基膜和裂孔膜而滤入肾小囊腔，这 3 层结构统称滤过膜或滤过屏障（图 6-13）。一般情况下，血浆中除大分子物质外，均可经滤过膜滤入肾小囊腔，形成原尿。若滤过膜受损，大分子物质如蛋白质或

图 6-12　足细胞与肾小球毛细血管超微结构模式图

图 6-13　滤过屏障模式图

红细胞可漏入肾小囊腔，出现蛋白尿或血尿。

考点：滤过屏障

2. 肾小管　是由肾小囊的壁层延续形成的一条细长而弯曲的上皮性管道，走行于肾皮质与髓质内。根据其行程、形态结构，由近向远依次分为近端小管、细段、远端小管 3 部分（图 6-8）。

（1）近端小管：包括近端小管曲部和直部（图 6-11）。

近端小管曲部，又称近曲小管，是肾小管的起始段，盘曲于肾小体附近，属最粗最长的一段肾小管。光镜下，管壁上皮细胞单层排列，呈锥体或立方形，分界不清，管腔不规则，管腔面有大量规则排列的微绒毛构成的刷状缘，其可扩大细胞的吸收面积，有利于近端小管对水、营养物质和部分无机盐的重吸收。

近端小管直部，近侧端与曲部相续，远侧端管径突然变细移行为细段。其结构与曲部相似，但上皮细胞微绒毛不如曲部发达，因而其重吸收功能也差于曲部。

（2）细段：在肾小管 3 部分中管径最细，呈"U"形弯曲。光镜下，管壁由单层扁平上皮构成，管腔相对较大，细胞核可向腔内突起。

（3）远端小管：包括远端小管直部和曲部（图 6-14）。

远端小管直部，续接于细段，该段与细段、近端小管直部合称髓袢，其功能主要为减缓原尿在肾小管内的

图 6-14　肾髓质的微细结构（高倍）

流速，吸收部分水和无机盐。光镜下，壁薄，径细，管腔规则，管腔面无刷状缘，管壁由单层立方上皮构成，分界清楚。

远端小管曲部，又称远曲小管，盘曲于肾小体附近，末端续接集合管。光镜下结构与直部相似。其主要功能是重吸收水、钠及排钾。

（二）集合管

集合管续接远端小管曲部，自皮质行向髓质，末端不断汇合，最终形成较粗的乳头管，开口于肾乳头。其功能为重吸收少量水和无机盐。

（三）球旁复合体

球旁复合体主要由球旁细胞和致密斑等组成（图 6-15）。

1. 球旁细胞　由位于近血管球处的入球微动脉管壁的平滑肌细胞特化而成。细胞呈立方形或多边形，核呈圆形，胞质中含有颗粒，分泌肾素，参与调节血压。

2. 致密斑　是远曲小管在球旁细胞邻接处的管壁上皮细胞变形而成。细胞呈高柱状，排

列紧密。致密斑为 Na^+ 感受器，主要感受远端小管内钠离子浓度的变化，调节球旁细胞对肾素的分泌。

六、肾的血液循环特点

肾动脉由腹主动脉直接分出，短、管径粗，这对尿的生成具有重要作用。

肾的血液循环有两个作用：一是营养肾组织，二是参与尿液的生成。其特点如下：①流量大，流速快；②入球微动脉粗，出球微动脉细，因而血管球内的压力较高，利于滤过；③两次形成毛细血管网，入球微动脉分支形成血管球，出球微动脉出球后再次形成毛细血管网，分布在肾小管周围，起营养作用，并有利于肾小管上皮细胞的重吸收和尿液的浓缩。

图 6-15 球旁复合体模式图

知识链接 尿液"检验"是观察肾脏病变的窗口

肾是人体的排泄器官，其主要功能是产生尿液、排出废物。由于肾脏疾病可影响肾小球滤过膜的通透性，导致肾小球滤过、肾小管重吸收和分泌功能障碍，从而使尿量和尿液成分发生变化（如多尿、少尿、无尿、蛋白尿、血尿等），这些变化可提示肾的结构与功能的改变，通过尿液分析可获得肾脏病变的一些信息，有助于对肾脏疾病的正确诊断。

案例分析 6-1

肾小球肾炎是由于链球菌感染引起的抗原抗体复合物沉积到基底膜，导致基底膜通透性增加，表现为水肿、蛋白尿、血尿等症状，血尿是由于炎症引起肾小球基底膜通透性改变，红细胞滤出。

第2节 输 尿 管

输尿管为一对细长的肌性管道，属腹膜外位器官，起于肾盂，终于膀胱，长 20～30cm（图 6-3）。

输尿管全长可分为腹部、盆部和壁内部 3 部分。腹部最长，位于起始部与越过髂血管处之间；盆部介于越过髂血管处与穿入膀胱壁之前的部分；壁内部是位于膀胱壁内的一段，最后经输尿管口开口于膀胱。

输尿管全程有 3 处狭窄：①输尿管起始处；②输尿管跨越髂血管处；③斜穿膀胱壁处。这些狭窄是结石易嵌留的部位。

第3节 膀 胱

膀胱是囊状肌性的储尿器官，有较大的伸缩性。其平均容量成人一般为 300～500ml，最大容量可达 800ml。新生儿膀胱的容量约为成人的 1/10。

一、膀胱的形态

膀胱充盈时略呈卵圆形，空虚时似锥体形，可分为膀胱尖、膀胱底、膀胱体和膀胱颈 4 部分。膀胱尖细小，朝向前上方；膀胱底近似三角形，朝向后下方；膀胱体位于底、尖之间；膀胱颈相对缩细，位于膀胱最下部，借尿道内口通尿道（图6-16）。

图6-16　女性盆腔矢状切面

二、膀胱的位置和毗邻

　　成人膀胱位于小骨盆腔前部，其位置随充盈程度、年龄、性别不同而有差异。膀胱空虚时，膀胱尖一般不超过耻骨联合上缘；当充盈时，可上升至耻骨联合以上，膀胱的前下壁与腹前壁直接相贴（图6-17）。

　　膀胱的前方为耻骨联合；后方在男性为精囊、输精管壶腹和直肠，在女性为子宫和阴道；下方在男性邻接前列腺，女性邻接尿生殖膈。

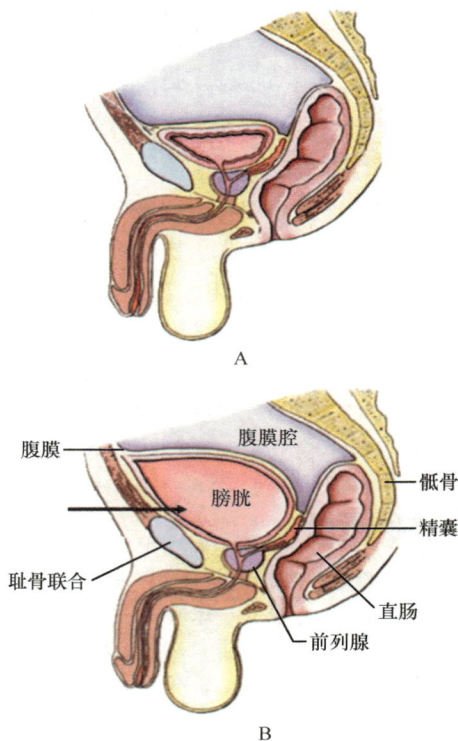

图6-17　膀胱空虚或充盈时与腹膜的关系
A. 空虚时；B. 充盈时

知识链接　　　　　　　　　　　　　　　　膀胱穿刺术

　　当尿潴留等引起膀胱极度充盈时，膀胱尖即可高出耻骨联合以上，此时由腹前壁折向膀胱上面的腹膜也随之上移，使膀胱前下壁直接贴于腹前壁。这时沿耻骨联合上方施行膀胱穿刺，可不通过腹膜腔而直接进入膀胱。

考点：膀胱三角

图6-18　膀胱三角

三、膀胱壁的结构

　　膀胱壁由内向外依次分为黏膜、肌层和外膜3层。

（一）黏膜

　　膀胱空虚时黏膜形成许多皱襞，充盈时则消失。但在两输尿管口和尿道内口之间的三角形区域，无论膀胱处于空虚或充盈时，黏膜均保持平滑无皱襞状态，此区称**膀胱三角**，是肿瘤和结核的好发部位。同时，两输尿管口之间存在苍白的横行皱襞，称**输尿管间襞**，是膀胱镜检时寻找输尿管口的标志（图6-18）。

（二）肌层

肌层由平滑肌构成，分外纵、中环、内纵 3 层，且各肌层相互交错，构成逼尿肌。尿道内口周围存在环形的膀胱括约肌。

（三）外膜

膀胱的上面为浆膜，其余为纤维膜。

第4节 尿 道

男、女性尿道差异很大，男性尿道见男性生殖系统。

女性尿道仅有排尿功能。始于尿道内口，向前下穿经尿生殖膈，以尿道外口开口于阴道前庭，长 3～5cm。其形态特点是短、宽、直，易引起逆行性感染（图 6-19）。

图 6-19 女性尿道

小 结

泌尿系统由肾、输尿管、膀胱和尿道组成。肾是人体内最重要的排泄器官，肾连续不断地生成尿液，经输尿管输送到膀胱暂时储存，最后经尿道排出体外，从而维持机体的水、电解质和酸碱平衡，保持人体内环境的相对稳定。

自 测 题

一、选择题

（一）A$_1$ 型题

1. 关于肾的形态位置描述错误的是（ ）

A. 属于腹膜外位器官

B. 右肾比左肾低半个椎体

C. 第 12 肋斜过左肾后面的上部

D. 肾门平对第 1 腰椎体

E. 左肾上端平第 11 胸椎体下缘

2. 肾的基本功能单位是（ ）

A. 肾单位 　　 B. 肾小囊

C. 肾小管 　　 D. 肾小球

E. 球旁复合体

3. 构成肾小囊脏层的细胞是（ ）

A. 扁平细胞 　　 B. 足细胞

C. 单核细胞 　　 D. 球旁细胞

E. 内皮细胞

4. 分泌肾素的结构是（ ）

A. 球旁细胞 　　 B. 致密斑

C. 近曲小管 　　 D. 远曲小管

E. 细段

5. 当膀胱充盈时，沿耻骨联合上缘进行膀胱穿刺，不需要经过的结构是（ ）

A. 皮肤 　　 B. 皮下组织

C. 腹肌 　　 D. 膀胱壁

E. 腹膜和腹膜腔

（二）A$_2$ 型题

6. 某患者因患尿毒症而入院进行治疗，此患者可能是下列哪个器官出现病变（ ）

A. 皮肤

B. 肾

C. 胃

D. 肺

E. 心

（三）X 型题

7. 肾单位包括下列哪些结构（ ）

A. 肾小体 　　 B. 肾小管

C. 集合小管　　　D. 肾小盏

E. 肾大盏

8. 髓袢是由下列哪些结构构成（　　）

A. 近端小管直部　　B. 细段

C. 远端小管直部　　D. 远曲小管

E. 近曲小管

9. 肾的被膜包括下列哪些结构（　　）

A. 纤维囊　　　　B. 浆膜

C. 脂肪囊　　　　D. 肾筋膜

E. 壁腹膜

10. 关于膀胱三角的描述正确的是（　　　）

A. 此处黏膜充盈时光滑

B. 两输尿管口之间有一横行皱襞

C. 为结核和肿瘤的好发部位

D. 活体可通过膀胱镜观察到

E. 膀胱空虚时有大量皱襞

二、思考题

1. 试述尿液由肾脏产生后经何途径排出体外。

2. 为何膀胱高度充盈时，沿耻骨联合上缘进行膀胱穿刺可不伤及腹膜？

（张　波）

生 殖 系 统

生殖是生物绵延和繁殖的重要生命活动。人类的繁殖是经过男、女性生殖系统的共同活动来实现的。那么生殖系统是如何组成的呢？相信大家都充满期待和幻想，下面就让我们一起来探究生殖系统的奥秘。

生殖系统包括男性生殖系统和女性生殖系统，男、女性生殖系统按器官所在的部位都可分为内生殖器和外生殖器两部分。内生殖器多位于盆腔内，包括生殖腺、生殖管道和附属腺；外生殖器露于体表。生殖系统的功能是产生生殖细胞、分泌性激素、繁殖新个体和维持第二性征。

第1节 男性生殖系统

男性生殖系统包括内生殖器和外生殖器两部分。内生殖器包括生殖腺（睾丸）、输精管道（附睾、输精管、射精管、尿道）和附属腺（前列腺、精囊腺和尿道球腺）。外生殖器包括阴囊和阴茎（图 7-1）。

一、内 生 殖 器

（一）睾丸

睾丸是男性生殖腺，其功能是产生精子和分泌雄激素。

1. 睾丸的位置和形态　睾丸位于阴囊内，左、右各一，呈扁椭圆形，表面光滑，活体可触摸到。睾丸可分为前、后两缘，上、下两端和内、外侧两面。其前缘和下端游离，后缘连有出入睾丸的神经、血管及淋巴管，并与附睾和输精管的起始部相邻，上端被附睾头遮盖。

睾丸除后缘外，大部分被有浆膜，称睾丸鞘膜。鞘膜分脏、壁两层，贴附于睾丸表面的为脏层；贴附于阴囊内表面的为壁层。脏、壁两层在睾丸后缘处移行形成一个封闭的囊腔，称鞘膜腔。腔内含有少量的浆液，有润滑作用（图 7-1～图 7-3）。

图 7-1　男性生殖系统概观

图 7-2　睾丸和附睾

2. 睾丸的结构　睾丸的表面包有一层坚韧的结缔组织膜，称白膜。白膜在睾丸的后缘增厚，并形成许多小隔，呈放射状伸入睾丸实质，将其分为 100～200 个锥形的睾丸小叶。每个睾丸小叶内含有 1～4 条细长而弯曲的精曲小管，精曲小管在睾丸的后上部变直、汇合，形成精直小管；精直小管在睾丸的后缘处吻合成睾丸网；睾丸网发出 12～15 条睾丸输出小管，进入附睾头，并移行为附睾管。精曲小管之间的疏松结缔组织，称为睾丸间质（图 7-3）。

（1）精曲小管：也称生精小管，是产生精子的场所，管壁由生精上皮构成，其上皮由支持细胞和各级生精细胞组成（图 7-4）。

图 7-3　睾丸的内部结构

图 7-4　精曲小管的微细结构

1）支持细胞：细胞高柱状，较大，各级生精细胞就镶嵌在支持细胞上，具有支持、保护和营养生精细胞的作用。

2）生精细胞：是精子形成过程中处于不同发育阶段的细胞，包括精原细胞、初级精母细胞、次级精母细胞、精子细胞和精子。

生精细胞多呈圆形，从支持细胞的底部到顶部，其成熟程度越来越高。儿童时期，全部是精原细胞。自青春期开始，在垂体促性腺激素的作用下，精原细胞不断分裂增生，经初级精母细胞、次级精母细胞等发育阶段，发育成体积较小的精子细胞。精子细胞经过一系列变化，最后形成精子，排入精曲小管腔内。

精子形似蝌蚪，分为头、尾两部。头部参与受精，尾部细长，能摆动，可使精子定向游动（图 7-5）。

（2）睾丸间质：内含有圆形或多边形的间质细胞，单个或成群分布。间质细胞分泌的雄激素可促进生殖器官发育、精子形成以及维持男性第二性征和性功能等（图 7-4）。

（二）输精管道

图 7-5　精子的形态

1. 附睾　呈新月形，紧贴在睾丸的上端和后缘，分头、体、尾 3 部分，在活体可触摸到。上部膨大部分为附睾头，头部由 12～15 条睾丸输出小管构成，睾丸输出小管末端汇合形成一条附睾管，附睾管迂回盘曲，沿睾丸后缘下降，逐渐变细，形成附睾体和附睾尾，狭细的附睾尾向上移行为输精管。附睾为结核的好发部位（图 7-2、图 7-3）。

2. 输精管和射精管　输精管是附睾尾的直接延续，长约 50cm，管壁较厚，在活体触摸呈条索状。输精管在附睾的内侧向上经阴囊根部和腹股沟管进入腹腔,继而弯向内下,进入小骨盆腔,至膀胱底的后方膨大,称输精管壶腹,输精管的末端变细,与精囊腺的排泄管汇合成射精管(图7-6)。

射精管很短,长约2cm,管壁较厚,管腔细小,大部分被前列腺所包围,开口于尿道前列腺部。

精索为腹股沟管腹环至睾丸上端的一段柔软的圆索状结构,内有输精管、睾丸动脉、蔓状静脉丛、神经和淋巴管等,外包被膜。

(三)附属腺

1. 前列腺　位于膀胱颈和尿生殖膈之间,其中有尿道和射精管穿过。前列腺是一个实质性器官,形似栗子。前列腺主要由腺组织和平滑肌构成,分泌物直接排入尿道,参与精液的组成(图7-6)。

2. 精囊腺　又称精囊,为一对表面凹凸不平的长椭圆形囊状结构。左右各一,位于膀胱底的后方和输精管壶腹的外侧,其排泄管与输精管末端合成射精管。精囊腺的分泌物参与精液的组成(图7-6)。

3. 尿道球腺　为一对豌豆大小的球形腺体,位于尿生殖膈内。分泌物经排泄管排入尿道球部,参与精液的组成。

精液为乳白色弱碱性的液体,由输精管道和附属腺的分泌物和大量精子共同组成。正常成年男性每次射精排出的精液为2～5ml,其中含有精子3亿～5亿个。

图7-6　附属腺

二、外生殖器

图7-7　阴囊

(一)阴囊

阴囊为一囊袋状结构,位于阴茎的后下方。阴囊壁主要由皮肤和肉膜构成。皮肤薄而柔软,色素沉着明显,生有少量的阴毛。肉膜是阴囊的浅筋膜,内含平滑肌纤维。肉膜在中线向阴囊深入,形成阴囊中隔,将阴囊分隔为左、右两腔,分别容纳两侧的睾丸、附睾和部分精索。阴囊肉膜内平滑肌的舒缩可升降睾丸,以调节阴囊内的温度,保证精子生存和发育的正常(图7-7)。

(二)阴茎

阴茎悬垂于耻骨联合的前下方,可分头、体、根3部分。阴茎的前端膨大,称阴茎头,其尖端有呈矢状位的尿道外口;后端称阴茎根,固定于耻骨下支和坐骨支；阴茎头、根之间的圆柱状部分称阴茎体。

阴茎由两条阴茎海绵体和一条尿道海绵体外包筋膜和皮肤组成。

阴茎海绵体位于阴茎的背侧，左右各一，二者之间借结缔组织相连，其后端分开称阴茎脚，分别附着于两侧的坐骨支和耻骨下支；尿道海绵体位于阴茎海绵体的腹侧，内有尿道穿过。尿道海绵体前端的膨大即阴茎头，后端的膨大称尿道球。

阴茎的皮肤薄而柔软，有较大的伸展性。其在阴茎体的前端、阴茎头的近侧，形成游离的双层皱襞包绕阴茎头，称阴茎包皮。阴茎包皮与阴茎头的腹侧中线处有一皮肤皱襞，称包皮系带（图 7-8、图 7-9）。

图 7-8　阴茎的腹侧面

图 7-9　阴茎体横断面

案例 7-1

患者，男性，66 岁。因尿潴留 1 天入院。患者尿频、尿急、排尿困难多年，1 天前饮酒后发生尿潴留。临床诊断为前列腺肥大。

问题： 1. 患者为何会出现尿潴留？

2. 结合解剖学知识说明给男性患者导尿时应注意的问题。

三、男性尿道

考点：男性尿道的分部、狭窄和弯曲

男性尿道兼有排尿和排精的功能，起于膀胱的尿道内口，止于阴茎头的尿道外口。成人的尿道长 16～22cm，根据其行程可分为前列腺部、膜部和海绵体部 3 部分。

（一）前列腺部

前列腺部为男性尿道贯穿前列腺的部分，长约 3cm，其后壁上有射精管和前列腺排泄管的开口。

（二）膜部

膜部为男性尿道穿过尿生殖膈的部分，长约 1.5cm，其周围有尿道括约肌环绕，尿道括约肌可控制排尿。

（三）海绵体部

海绵体部为男性尿道穿过尿道海绵体的部分，长 12～17cm。其后端位于尿道球内的部分最宽，称尿道球部，有尿道球腺的开口。在近尿道外口处，尿道的管径稍大，称尿道舟状窝。

男性尿道全长粗细不均，有3个狭窄和2个弯曲。

3个狭窄分别位于尿道内口、膜部和尿道外口，最狭窄处是尿道外口，是尿道结石最易嵌顿的部位。两个弯曲为耻骨下弯和耻骨前弯，耻骨下弯在耻骨联合的下方，凹向前上方，此弯曲恒定无变化，耻骨前弯在耻骨联合的前下方，凹向后下方，当阴茎向上提起时，此弯曲消失（图7-1、图7-10）。

临床上，将尿道海绵体部称前尿道，将尿道膜部和前列腺部合称后尿道。

案例分析 7-1

本例患者前列腺肥大，导致其尿道前列腺部狭窄，因而出现排尿困难和尿潴留。导尿时要注意男性尿道的两个弯曲，通过耻骨前弯时可以把阴茎抬起，让耻骨前弯变直。

图 7-10　男性尿道

第2节　女性生殖系统

案例 7-2

某男，28岁，结婚3年，正常同房，无分居史，妻子至今未孕，要子心切，经检查，男方正常，女方找医生咨询。

问题： 分析其可能疾病及原因

图 7-11　女性盆腔正中矢状切面

女性生殖系统包括内生殖器和外生殖器两部分。内生殖器包括生殖腺（卵巢）、输送管道（输卵管、子宫、阴道）和附属腺（前庭大腺）（图7-11）。外生殖器即女阴。

一、内 生 殖 器

（一）卵巢

卵巢是女性的生殖腺，其功能是产生卵细胞、分泌女性激素。

1. 卵巢的位置和形态　卵巢位于盆腔侧壁，髂总动脉分叉处的卵巢窝内，为一对扁椭圆形的实质性器官，分为上下两端、前后两缘和内外侧两面。卵巢前缘是卵巢的神经、血管和淋巴管等出入卵巢的部位。

　　卵巢的大小和形态因年龄而异，幼年的卵巢较小，表面光滑，青春期后逐渐增大，并随着多次排卵而出现斑痕，绝经期前后逐渐变小、萎缩（图 7-11）。

　　2. 卵巢的微细结构　卵巢表面覆盖单层立方或单层扁平上皮，上皮深面为致密结缔组织构成的白膜。卵巢实质可分为浅层的皮质和中央的髓质，二者无明显的界限，皮质内含有不同发育阶段的卵泡，髓质由疏松结缔组织、神经、血管和淋巴管等构成（图 7-12）。

图 7-12　卵巢的微细结构

　　（1）卵泡的发育：女性出生时两侧卵巢有 30 万～40 万个原始卵泡。青春期开始，在垂体促性腺激素作用下，每月有 15～20 个原始卵泡开始发育，一般只有一个卵泡发育成熟并排卵，其余的都退化。因此，女性一生中仅有 400～500 个卵泡发育成熟。卵泡的发育是个连续不断的过程，一般可分为原始卵泡、生长卵泡和成熟卵泡 3 个阶段。

　　1）原始卵泡：位于皮质的浅层，由一个初级卵母细胞及其周围的一层扁平的卵泡细胞组成。卵泡细胞对卵母细胞起支持和营养作用。

　　2）生长卵泡：自青春期开始，部分原始卵泡开始生长发育，初级卵母细胞逐渐增大，并在其表面出现一层厚薄均匀的嗜酸性膜，称透明带。周围的卵泡细胞分裂增生，由一层变为多层，并分泌卵泡液，继而卵泡细胞之间出现一些小的腔隙，这些小腔相互融合，成为一个较大的卵泡腔。初级卵母细胞及其周围的卵泡细胞被卵泡液挤向卵泡的一侧，称卵丘。紧贴卵母细胞的一层高柱状卵泡细胞围绕透明带呈放射状排列，称放射冠；其余的卵泡细胞构成卵泡壁。同时，卵泡周围的结缔组织也逐渐形成卵泡膜，内含较多的血管和卵泡膜细胞。卵泡细胞在卵泡膜细胞的参与下合成并分泌雌激素。雌激素能促进女性生殖器官的发育、刺激并维持女性第二性征、促使子宫内膜增生（图 7-13）。

图 7-13　生长卵泡

3）成熟卵泡：是卵泡发育的最后阶段，此时卵母细胞不再增大，但卵泡液继续增多，卵泡体积剧增，直径可达 1～2cm，并向卵巢表面突出（图 7-12）。排卵前初级卵母细胞完成一次成熟分裂，产生一个次级卵母细胞，受精时方完成第二次成熟分裂。

（2）排卵：成熟卵泡内的卵泡液剧增，使卵泡壁、白膜及其表面的卵泡上皮逐渐变薄，最后破裂，次级卵母细胞连同放射冠、透明带和卵泡液一起从卵巢排出进入腹膜腔，这一过程称为排卵。

两侧卵巢每隔 28 天左右交替排卵一次，排卵一般发生在两次月经之间，即每次月经周期的第 14 天左右，每次仅排出一个次级卵母细胞。

（3）黄体：排卵后，残留的卵泡壁和卵泡膜连同血管向卵泡腔内塌陷，在黄体生成素的作用下，逐渐发育成一个富含血管的内分泌细胞团，新鲜时呈黄色，故称黄体。黄体能分泌孕酮（黄体酮）及少量雌激素。孕酮可促进子宫内膜增生、子宫腺分泌、乳腺发育和抑制子宫平滑肌收缩。

黄体的发育及存在时间的长短，取决于排出的卵是否受精，如排出的卵受精，则黄体继续发育，大约维持到妊娠 6 个月以后才开始退化，称妊娠黄体；若排出的卵未受精，则黄体在排卵两周后即开始退化，称月经黄体。黄体退化后逐渐被结缔组织取代，称为白体。

（二）输送管道

1. 输卵管　长 10～12cm，是一对输送卵细胞的肌性管道。位于子宫底的两侧，子宫阔韧带的上缘内，内侧端以输卵管子宫口与子宫腔相通，外侧端以输卵管腹腔口开口于腹膜腔。输卵管由外侧向内侧依次分为 4 部分（图 7-14）。

图 7-14　女性内生殖器

（1）输卵管漏斗：是输卵管外侧端的膨大部分，呈漏斗状。漏斗的底部有输卵管腹腔口，漏斗的游离缘有许多指状突起，称输卵管伞，是手术时识别输卵管的标志。

（2）输卵管壶腹：约占输卵管全长的 2/3，管径粗而弯曲，是受精的部位，也是宫外孕的好发部位。

（3）输卵管峡：紧邻子宫部，细、短而直，是进行输卵管结扎术的理想部位。

（4）输卵管子宫部：为穿过子宫壁的部分，以输卵管子宫口与子宫腔相通。

输卵管平滑肌的节律性收缩和上皮细胞纤毛向子宫腔方向的定向摆动，均有利于将卵细胞推向子宫腔。

考点：输卵管的分部

2. 子宫　为一腔小、壁厚的肌性器官，是孕育胎儿、产生月经的场所。

（1）子宫的形态和分部：成人子宫呈倒置的梨形，前后略扁，大小似拳头。子宫可分为底、体、颈3部分：两输卵管子宫口连线以上的圆凸部分，称子宫底；子宫底向下缩细，移行为子宫体；子宫体下接圆柱形的子宫颈，子宫颈是癌肿的好发部位。

子宫颈分为两部，其上2/3位于阴道上方，称子宫颈阴道上部；下1/3深入阴道内称子宫颈阴道部。子宫体和子宫颈相接的部分稍窄细，称子宫峡，在非妊娠期，此部不明显，仅长1cm，在妊娠期间，子宫峡逐渐被拉长，妊娠末期可达7～11cm，且子宫壁逐渐变薄，产科常在此处实施剖宫取胎术，可避免进入腹膜腔，减少感染的机会。

子宫的内腔狭窄，可分为上、下两部。上部在子宫体内，称子宫腔，为一前后略扁的倒三角形，底向上，两端通输卵管，尖向下，通子宫颈管；下部在子宫颈内，称子宫颈管，呈梭形，上口通子宫腔，下口通阴道，称子宫口。未产妇的子宫口为圆形，边缘光滑整齐，经产妇的子宫口呈横裂状（图7-14）。

（2）子宫的位置：成年女性子宫的位置位于盆腔的中央，膀胱和直肠之间，呈轻度的前倾、前屈位。前倾是指子宫的长轴与阴道长轴之间形成一个向前开放的钝角，使整个子宫向前倾斜；前屈则为子宫体长轴和子宫颈长轴之间形成一个向前开放的钝角，使得子宫体在前倾的基础上又略向前弯（图7-11、图7-15）。

（3）子宫的固定装置：子宫的正常位置主要依靠盆底肌和连于子宫周围的韧带固定。固定子宫的韧带主要有以下4对（图7-14、图7-16）：

图7-15　子宫的盆腔位置

图7-16　子宫固定装置（模式图）

考点：子宫的形态位置和固定装置

1）子宫阔韧带：为覆盖在子宫表面的双层腹膜皱襞，自子宫的两侧缘延伸至骨盆侧壁，其上缘内有输卵管。子宫阔韧带可限制子宫向两侧移动。

2）子宫圆韧带：是由结缔组织和平滑肌构成的圆索状结构。起于子宫底与输卵管连接处的稍下方，在子宫阔韧带的两层之间穿行，至骨盆的前外侧壁，穿经腹股沟管，止于阴阜和大阴唇的皮下。此韧带主要维持子宫的前倾位。

3）骶子宫韧带：由结缔组织和平滑肌构成，起于子宫颈阴道上部的后面，向后绕过直肠的两侧，附着于骶骨的前面。骶子宫韧带可向后上方牵引子宫颈，维持子宫前屈位。

4）子宫主韧带：位于子宫阔韧带的下方，由结缔组织和平滑肌构成。自子宫颈呈扇形连于骨盆侧壁，起固定子宫颈、防止子宫下垂的作用。

（4）子宫壁的微细结构：子宫壁很厚，由内向外可分为内膜、肌层和外膜3层（图7-17）。

1）内膜：由单层柱状上皮和固有层构成。固有层较厚，内含子宫腺和丰富的血管，其中的动脉呈螺旋状，称螺旋动脉。子宫内膜分浅、深两层，浅层较厚，称功能层，在育龄期可发生周期性脱落出血形成月经；深层较薄，称基底层，不发生周期性脱落，对功能层具有增生、修复的作用。

2）肌层：由分层排列的平滑肌构成，各层之间有较大的血管穿行。

3）外膜：绝大部分为浆膜，只有子宫颈处为纤维膜。

（5）子宫内膜的周期性变化与卵巢周期性变化的关系：自青春期开始至绝经期，在卵巢分泌的激素作用下，子宫内膜功能层发生周期性变化，即每28天发生一次子宫内膜功能层的脱落、出血、增生和修复，称月经周期。在月经周期中，子宫内膜的形态变化通常分为3个阶段（图7-18）。

1）增生期：为月经周期的第5～14天。此期卵巢内卵泡正处于生长发育阶段，并分泌雌激素。在雌激素的作用下，子宫内膜修复、增厚，子宫腺和螺旋动脉逐渐伸长、弯曲，此期末，卵泡发育趋于成熟并排卵。

图 7-17　子宫壁的微细结构

图 7-18　子宫内膜周期性变化、卵巢周期性变化、激素水平关系示意图

2）分泌期：为月经周期的第15～28天。此期卵巢排卵、黄体形成。在黄体分泌的孕酮和雌激素的作用下，子宫内膜进一步增生变厚，子宫腺开始分泌，腺腔内充满分泌物；螺旋动脉充血、弯曲；固有层内组织液增多，呈生理性水肿状态。此期变化适于胚泡的植入和发育。如卵细胞受精，子宫内膜会进一步发育、增厚。

3）月经期：为月经周期的第1～4天。由于卵巢内黄体退化，孕酮和雌激素水平骤然下降，螺旋动脉持续收缩，导致子宫内膜缺血，功能层萎缩、坏死；随后螺旋动脉又突然扩张，使得功能层的血管充血、破裂、出血，坏死的功能层与血液一起经阴道排出，成为月经。此期末，残存的内膜基底层组织又开始增生、修复，进入下一个月经周期。

3. 阴道　为连接子宫和外生殖器的肌性管道，是导入精液、排出月经和娩出胎儿的通道。

阴道位于盆腔的中央，前邻膀胱底和尿道，后邻直肠。阴道上部较宽，包绕子宫颈的阴道部，形成环状凹陷，称阴道穹。阴道穹分前、后和两侧部。后部最深，与直肠子宫陷凹之间仅隔以阴道后壁和腹膜。当直肠子宫陷凹有积液时，可经此处穿刺或引流。阴道下部较窄，以阴道口开口于阴道前庭。处女的阴道口周围附着有处女膜（图7-11、图7-14）。

知识链接　　　　　　　　　　　　　　　阴道涂片检查

　　阴道黏膜的上皮为复层扁平上皮，上皮细胞可随着卵巢内雌激素水平变化而出现脱落和再生。脱落细胞内的糖原在阴道内杆菌的作用下转变为乳酸，使阴道内保持酸性，可防止细菌的侵入。老年或其他原因导致雌激素水平下降时，糖原和乳酸均减少，阴道液的酸性降低，可发生阴道感染。临床上做阴道涂片观察，可根据阴道脱落上皮细胞的变化来判断卵巢的功能状态。

二、外生殖器

图 7-19　女阴

女性外生殖器又称女阴，由阴阜、阴蒂、大阴唇、小阴唇、阴道前庭组成（图7-19）。

阴阜为耻骨联合前方的皮肤隆起，由皮肤和脂肪组织构成，青春期后生有阴毛。

大阴唇是一对纵行隆起的皮肤皱襞，生有阴毛，色素较多。两侧大阴唇的前后端相互连合，分别形成唇前连合和唇后连合。

小阴唇是位于大阴唇内侧的一对较薄的皮肤皱襞，表面光滑无阴毛。其后端相互连合形成阴唇系带，分娩时此处常被撕裂。

阴蒂位于尿道外口和唇前连合之间。阴蒂的头部裸露，神经末梢丰富，感觉敏锐。

阴道前庭是位于两侧小阴唇之间的裂隙，前部有尿道外口，后部有阴道口。

案例分析 7-2

该病例的诊断为不孕症。病因包括：排卵障碍、输卵管异常，子宫内膜异位症等。

第 3 节 乳房和会阴

一、乳房

乳房为哺乳动物特有的结构，男性乳房不发育，女性乳房是哺乳器官。

（一）乳房的位置和形态

乳房位于胸大肌和胸肌筋膜的前方，成年女性（未产妇）的乳房呈半球形，紧张而有弹性，乳房中央的突起称乳头，其顶端有多个输乳管的开口。乳头周围皮肤有一环形的色素沉着区称乳晕。乳头和乳晕的皮肤较薄弱，易受损伤，故哺乳期应注意，以防感染（图 7-20）。

（二）乳房的内部结构

乳房由皮肤、乳腺和脂肪组织等构成（图 7-21）。每侧乳腺含有 15～20 个乳腺叶，每个乳腺叶都有一条排泄乳汁的输乳管，开口于乳

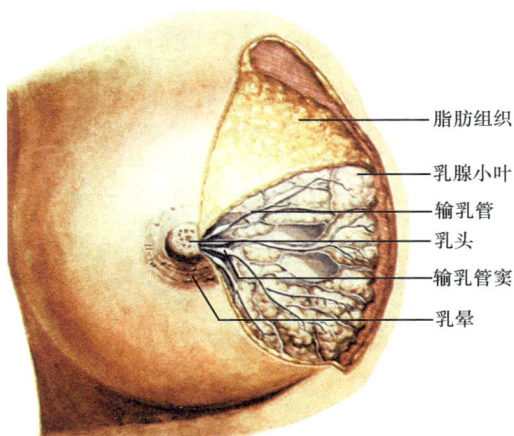

脂肪组织
乳腺小叶
输乳管
乳头
输乳管窦
乳晕

图 7-20 女性乳房（前面观）

肋骨
肋间肌
胸大肌
肺
胸肌筋膜

皮肤
乳腺小叶
乳房悬韧带
输乳管窦
乳头
乳晕
输乳管
乳房脂肪体

图 7-21 女性乳房（矢状切面）

头。输乳管均以乳头为中心呈放射状排列，因此乳房手术时应尽量采取放射状切口，以减少对乳腺的损伤。

乳房表面的皮肤与深部胸肌筋膜之间连有许多结缔组织束，称乳房悬韧带，对乳腺起支持作用。乳腺癌早期，乳房悬韧带缩短，牵拉皮肤，使皮肤形成许多小凹类似橘皮，临床称为橘皮样变，是乳腺癌早期的征象之一。

二、会　阴

图 7-22　会阴的分区

会阴有广义和狭义之分。广义会阴是指封闭小骨盆下口的所有软组织的总称，呈菱形，其境界基本与小骨盆下口一致。以两侧坐骨结节的连线为界，可将会阴分为前、后两个三角区域，前方的三角区称尿生殖区，又称尿生殖三角，男性有尿道穿过，女性有尿道和阴道穿过；后方的三角区称肛区，又称肛门三角，有肛管通过（图 7-22）。

狭义会阴是指肛门与外生殖器间的软组织，也称产科会阴。产科会阴在分娩时伸展扩张较大，结构变薄，应注意保护，避免造成会阴撕裂。

小　结

生殖系统包括男、女性生殖系统，分别由内生殖器与外生殖器组成，其功能是产生生殖细胞、分泌性激素、繁殖新个体和维持第二性征。生活中生殖系统炎症和肿瘤经常发生，不孕不育症也多见。因此，在临床护理工作中要求熟练掌握相关的知识，以服务患者。

自　测　题

一、选择题

（一）A₁型题

1. 前尿道是指（　　　）

A. 海绵体部　　　　B. 前列腺部

C. 尿道球部　　　　D. 尿道舟状窝

E. 尿道膜部

2. 产生精子的部位是（　　　）

A. 精曲小管　　　　B. 精囊腺

C. 输精管　　　　　D. 前列腺

E. 附睾

3. 输卵管结扎的常选部位是（　　　）

A. 输卵管子宫部　　B. 输卵管峡

C. 输卵管壶腹　　　D. 输卵管漏斗

E. 输卵管伞

4. 男性尿道最狭窄的部位是（　　　）

A. 尿道外口　　　　B. 尿道内口

C. 尿道膜部　　　　D. 尿道前列腺部

E. 尿道舟状窝

5. 女性生殖腺是（　　　）

A. 输卵管　　　　　B. 子宫

C. 阴道　　　　　　D. 卵巢

E. 前庭大腺

（二）A₂型题

6. 患者，女性，28 岁，哺乳 3 个月，左

乳房肿痛3天，诊断为左侧化脓性乳腺炎。现医生决定做乳腺放射状切口引流，其原因为（　　）

A. 便于延长切口

B. 可避免切断乳房悬韧带

C. 可减少输乳管损伤

D. 容易找到发病部位

E. 便于愈合

（三）X 型题

7. 输精管道包括（　　）

A. 附睾　　　　　　B. 射精管

C. 输精管　　　　　D. 男性尿道

E. 精囊

8. 关于子宫的描述正确的是（　　）

A. 底为两侧输卵管子宫口上方的圆凸部分

B. 体与颈交界处称子宫峡

C. 内腔较狭窄，分为子宫腔和子宫颈管

D. 呈前后略扁、倒置的梨形

E. 位于盆腔的中央，膀胱和直肠之间

9. 男性内生殖器包括（　　）

A. 阴茎海绵体　　　B. 尿道海绵体

C. 睾丸　　　　　　D. 输精管

E. 前列腺

二、简答题

1. 简述男性尿道的分部、狭窄和弯曲。

2. 简述子宫的形态位置和分部。

（陈国永）

脉 管 系 统

· 引 言 ·

人体要维持生命，就必须不断地汲取营养，排出代谢产物，而承担此过程运输任务的是脉管系统，它是由一系列的封闭管道组成。下面就让我们一起探究一下脉管系统的组成、形态结构和功能。

第1节 概 述

脉管系统包括心血管系统和淋巴系统两部分。心血管系统由心和血管组成，血管又分为动脉、毛细血管和静脉；淋巴系统由淋巴管道、淋巴器官和淋巴组织组成。

在心血管系统中，心是动力器官；动脉是输送血液离心的血管；毛细血管是连于动脉和静脉之间的微细血管，是血液与组织进行物质交换的场所；静脉是输送血液回心的血管。

血液在心血管系统内沿一定方向周而复始的流动，称血液循环。

根据血液循环的途径不同，将血液循环分为体循环和肺循环（图8-1）。

图 8-1 血液循环示意图

考点：血液循环、大小循环的概念

体循环又称大循环：血液由左心室射出，经主动脉及其分支到达全身毛细血管，在此与组织、细胞进行物质和气体交换，动脉血变成静脉血，再经各级静脉回流，最后经上、下腔静脉与心的静脉返回右心房。

肺循环又称小循环：血液由右心室射出，经肺动脉干及其分支到达肺泡毛细血管，在此与肺泡内气体进行气体交换，静脉血变成动脉血，再经肺静脉返回左心房。

大、小循环途径，可归纳为如下：

体循环：左心室→主动脉→全身毛细血管→各级静脉→上腔静脉、下腔静脉、心的静脉→右心房
　　　　　　　　　及其分支

肺循环：左心房 ← 肺静脉 ← 肺静脉各级属支 ← 肺泡毛细血管 ←肺动脉干及其分支 ←右心室

第 2 节　心血管系统

案例 8-1

　　患者，男性，47 岁。20 年前发现心脏杂音，4 周前上呼吸道感染后出现发热，体温维持在 38℃ 左右，无明显的头痛、恶心，无腹痛、腹泻。近日患者感到劳累、呼吸费力。查体：T 38.5℃，P 98 次 / 分，R 19 次 / 分，BP 115/68mmHg。B 超：二尖瓣关闭不全。临床诊断：亚急性感染性心内膜炎； 风湿性心瓣膜病。

问题：心腔内各瓣膜的名称是什么，其功能如何？

一、心

（一）心的位置和外形

1. 心的位置　　心位于胸腔的中纵隔内，约 2/3 位于正中线的左侧，1/3 位于正中线的右 侧。心的上方连有出入心的大血管；下方是膈；两侧借纵隔胸膜与肺相邻；前方大部分被肺 和胸膜覆盖，小部分隔心包与胸骨体下部和左侧第 4～6 肋软骨相邻，故临床上行心内注射 时常在左侧第 4～5 肋间隙靠近胸骨左缘处进针，一般不会伤及肺和胸膜；后方平对第 5～8 胸椎（图 8-2）。

考点：心 的 位 置、 形态

图 8-2　心的位置

图 8-3　心的外形和血管（前）

2. 心的外形　似前后略扁的倒置圆锥体，分一尖、一底、两面、三缘和三沟（图 8-3、图 8-4）。

心尖钝圆，朝向左前下方，与左胸前壁贴近，在左侧第 5 肋间隙锁骨中线内侧 1～2cm 处，可摸到心尖的搏动。心底朝向右后上方，与出入心的大血管相连。下面又称膈面，较平坦，隔心包与膈相邻。前面又称胸肋面，与胸骨及肋软骨相邻。右缘主要由右心房构成。左缘主要由左心室构成。下缘由右心室和心尖构成。冠状沟是靠近心底处的一条近似环行的沟，是心房与心室在心表面的分界；前室间沟和后室间沟均起自于冠状沟，分别在胸肋面和

图 8-4　心的外形和血管（后）

膈面向心尖的稍右侧走行，它们是左、右心室在心表面的分界。三条沟均被营养心壁的血管和脂肪组织填充。

考点：心腔的结构

（二）心腔的结构

心有 4 个腔，借房间隔和室间隔分为左心和右心，每侧心又分为心房和心室两部分，同侧的心房和心室借房室口相通。

1. 右心房　位于心的右后上部，有 3 个入口和 1 个出口。3 个入口中，位于上方的为上腔静脉口；位于下方的为下腔静脉口；在下腔静脉口与右房室口之间为冠状窦口。出口为右房室口，位于右心房的前下方，通向右心室。房间隔右侧面中下部有一卵圆形浅窝称卵圆窝，为胎儿卵圆孔闭锁后的遗迹，是房间隔缺损的好发部位（图 8-5）。

2. 右心室　位于右心房的左前下方，构成胸肋面的大部分。右心室有 1 个入口和 1 个出口。入口即右房室口，其周缘有 3 片三角形的瓣膜，称右房室瓣（三尖瓣），瓣膜的游离缘借

图 8-5　右心房的结构

数条细丝状的腱索与右心室内的乳头肌相连。腱索由结缔组织构成，乳头肌是心肌形成的乳头状隆起。当心室收缩时，血液推动三尖瓣相互对合，关闭房室口，由于有乳头肌的收缩和腱索的牵拉，瓣膜不会向心房内翻转，从而防止血液由右心室逆流回右心房。出口为肺动脉口，位于该室腔的左上部，通向肺动脉干。该口周缘附有 3 个游离缘向上的半月形瓣膜，称肺动脉瓣。当心室舒张时，肺动脉瓣被回冲血液充满后，可相互贴紧而封闭肺动脉口，防止血液逆流（图 8-6）。

图 8-6　右心室的结构

　　3. 左心房　位于右心房的左后方，构成心底的大部分，有 4 个入口和 1 个出口。入口为肺静脉口，位于左心房后部两侧，左右各 1 对。出口是左房室口，通向左心室（图 8-7）。
　　4. 左心室　大部分位于右心室的左后下方，构成心尖及心的左缘，有 1 个入口和 1 个出口。入口即左房室口，其周缘有 2 片三角形瓣膜，称左房室瓣（二尖瓣），瓣的游离缘借数条腱索与心室壁上的乳头肌相连（图 8-7）；出口为主动脉口，通向主动脉。主动脉口周围附有 3 个游离缘向上的半月形瓣膜，称主动脉瓣（图 8-8）。

图 8-7 左心房和左心室

图 8-8 主动脉瓣

案例分析 8-1

心腔内有三尖瓣、二尖瓣、主动脉瓣和肺动脉瓣,其主要功能是控制血流的方向。

(三) 心壁的结构与心的传导系统

1. 心壁的结构　心壁由内向外依次分为心内膜、心肌膜和心外膜 3 层 (图 8-9)。

(1) 心内膜:是衬在心腔内面的一层光滑的薄膜,其内皮与血管的内皮相连续。心内膜在房室口和动脉口处折叠形成心瓣膜。心内膜内有浦肯野纤维 (Purkinje fiber)。浦肯野纤维体积较普通的心肌纤维大,染色较浅。

(2) 心肌膜:最厚,主要由心肌构成。其中心房肌较薄,心室肌较厚,左心室肌最厚。在各房室口和动脉口周围,有致密结缔组织形成的纤维环,构成了心壁的支架。心房肌和心室肌分别附着于纤维环上,互不连续。因此心房肌的兴奋不能直接传给心室肌 (图 8-10)。

室间隔的大部分由心肌构成,称肌部,其上部靠近心房处,有一缺乏心肌的卵圆形区域,称膜部,是室间隔缺损的好发部位。

图 8-9 心壁的微细结构

图 8-10 纤维环与瓣膜

（3）心外膜：为心壁外面的一层浆膜，即浆膜心包的脏层。

2. 心的传导系统　由特殊的心肌纤维构成，主要功能是产生和传导兴奋，控制心的节律性活动。心的传导系统包括窦房结、房室结、房室束及其分支（图 8-11）。

图 8-11　心的传导系统

（1）窦房结：位于上腔静脉与右心耳之间心外膜的深面，呈长椭圆形。窦房结可自律性的发生兴奋，是心的正常起搏点。

（2）房室结：位于冠状窦口与右房室口之间心内膜的深面，呈扁椭圆形。房室结的功能是将窦房结传来的兴奋传向心室。

考点：心的传导系统

（3）房室束及其分支：房室束起于房室结，在室间隔上部分为左、右束支。左、右束支分别沿室间隔两侧心内膜深面下行，逐渐分为许多细小的浦肯野纤维，浦肯野纤维交织成网并与心室肌纤维相连。

（四）心的血管

1. 动脉　营养心的动脉是左、右冠状动脉（图 8-12）。

图 8-12　心的血管

左、右冠状动脉均起自升主动脉的根部，经冠状沟分布到心的各部。其中右冠状动脉主要分布于右心房、右心室、左心室后壁、室间隔的后下部和窦房结及房室结。左冠状动脉主要分布于左心房、左心室、右心室前壁和室间隔前上部。右冠状动脉的主要分支是后室间支，左冠状动脉的主要分支是前室间支和旋支。

2. 静脉　心的静脉多与动脉伴行，最终在冠状沟后部汇合成冠状窦，经冠状窦口注入右心房（图 8-12）。

图 8-13　心包

（五）心包

心包是包裹心和出入心的大血管根部的纤维浆膜囊，分纤维心包和浆膜心包两部分（图 8-13）。

1. 纤维心包　是坚韧的纤维性结缔组织囊，上方与出入心的大血管的外膜相续，下方附着于膈的中心腱。

2. 浆膜心包　为纤维心包内密闭的浆膜性囊，分脏、壁两层。脏层即心外膜。壁层衬于纤维心包内面。浆膜心包的脏、壁两层在出入心的大血管根部相互移行，两层之间的腔隙称心包腔，内含少量浆液起润滑作用。

（六）心的体表投影

在成人，心在胸前壁的体表投影，一般可用下列 4 点及其间的弧线连接来表示（图 8-14）。①左上点，在左侧第 2 肋软骨下缘，距胸骨左缘 1.2cm 处；②右上点，在右侧第 3 肋软骨上缘，距胸骨右缘 1cm 处；③右下点，在右侧第 7 胸肋关节处；④左下点，在左侧第 5 肋间隙，距锁骨中线内侧 1～2cm 处（或左侧第 5 肋间隙，距前正中线 7～9cm 处）。

图 8-14　心的体表投影

知识链接

心肺复苏术

抢救心搏骤停患者时经常使用的心肺复苏术是胸外心脏按压术。胸外心脏按压术是临床医护人员甚至人人均应掌握的一项抢救技能。

（1）部位和姿势：正确的挤压部位应是胸骨中、下 1/3 交界处。具体方法是让患者仰卧，抢救者站或跪在一侧，用一手的掌根贴在患者胸骨中、下 1/3 交界处，另一手叠在这只手背上（图 8-15）。

图 8-15 胸外心脏按压术

（2）用力：胸外按压是利用杠杆原理，身体尽量往前倾，利用身体的力量下压用力，使胸骨下陷 3～4cm。在按压的过程中，手臂始终是垂直的；手掌鱼际始终紧贴患者胸部。

（3）幅度及频率：幅度 3～4cm；频率 100 次 / 分。

（4）胸外按压 / 人工呼吸比率（按压 / 通气比率）：做 30 次胸外按压，接着做 2 次人工呼吸，即 30/2。循环交替进行，5 个循环（5 分钟左右）为一回合，检查一次患者的呼吸、脉搏和反应，如仍没反应，则继续做，尽量保持不间断，直到复苏或医务人员赶到现场为止。

二、血 管

（一）血管的分类及结构特点

1. 血管的分类和血管吻合　血管分为动脉、静脉和毛细血管 3 类。动脉和静脉均可分为大、中、小 3 级。

大动脉是指由心室发出的动脉主干，其管径大、管壁厚，如主动脉和肺动脉干等；管径小于 1.0mm 的动脉称小动脉，其中接近毛细血管的部分称微动脉；介于大、小动脉之间的动脉均为中动脉，如肱动脉和桡动脉等。

大静脉是指注入心房的静脉主干，如上、下腔静脉和肺静脉等；管径小于 2.0mm 的称小静脉，其中与毛细血管相连的部分称微静脉；介于大、小静脉之间的静脉均属于中静脉。

人体内的血管吻合现象十分普遍。动脉之间有动脉弓、交通支、动脉网等吻合形式；静脉之间有静脉网、静脉丛等吻合形式；在小动脉和小静脉之间还有动静脉吻合等。血管吻合对缩短血液循环、增加局部血流量、调节体温等都起着重要作用。

此外，有些较大的血管，在其主干的近端发出与主干平行的侧支，侧支与主干远端发出的返支或其他血管干的侧支形成吻合，称为侧支吻合（图 8-16）。在正常情况下，侧支的管径都较细小。当某一主干血流受阻时，侧支管径则逐渐增大以代替主干输送血液。侧支吻合对保证器官在缺血情况下的有效供血，起到了至

图 8-16 侧支吻合及侧支循环

关重要的作用，故临床意义较大。

2. 血管壁的结构

（1）动脉：管壁较厚，由内向外分为内膜、中膜和外膜3层。①内膜，最薄，由内皮及少量结缔组织构成。内膜游离面光滑，可减少血液流动的阻力。内膜与中膜交界处有一层内弹性膜。②中膜，最厚，由平滑肌和弹性纤维构成。大动脉的中膜以弹性纤维为主，故又称为**弹性动脉**（图8-17）。中动脉和小动脉的中膜以平滑肌为主，故又称为**肌性动脉**（图8-17）。小动脉管壁平滑肌的舒缩，不但可改变其口径，影响器官组织的血流量，还可改变血流的外周阻力，影响血压。③外膜，较薄，由疏松结缔组织构成，含有小血管、淋巴管和神经等。

图8-17　血管的微细结构
A. 大动脉；B. 中动脉；C. 大静脉

动脉的管壁较厚，弹性较大，管壁可随心跳而有较明显的搏动，管腔横断面呈圆形。

（2）静脉：管壁较薄，也分为内膜、中膜和外膜，但3层之间的界限不明显（图8-17）。

与同名的伴行动脉相比，静脉管壁较薄，弹性较小，管腔较大，横断面不规则，腔内多有静脉瓣。

（3）毛细血管：管径一般为6～8μm，管壁仅由一层内皮和基膜构成（图8-18）。毛细血管分连续毛细血管、有孔毛细血管和窦性毛细血管3类。①**连续毛细血管**，内皮细胞相互连续，细胞间连接紧密，基膜完整，主要分布于结缔组织、肌组织、肺和中枢神经系统等处；②**有孔毛细血管**，与连续毛细血管的结构基本相同，但内皮细胞核以外的部分极薄且有孔，主要分布于胃肠黏膜、内分泌腺和肾血管球等处；③窦性毛细血管，简称**血窦**，管腔大且不规则，内皮细胞之间有较大的间隙，细胞有孔，基膜不完整或无基膜，主要分布于肝、脾、骨髓等处。

3. 微循环　是指微动脉和微静脉之间的血液循环。它具有调节局部血流的功能，对组织和细胞的新陈代谢有很大影响。微循环一般包括微动脉、中间微动脉、真毛细血管、直捷通路、动静脉吻合和微静脉6个部分（图8-19）。

（二）肺循环的血管

1. 肺循环的动脉　**肺动脉干**短而粗，起于右心室，在升主动脉的前方向左后上方斜行，

图 8-18　毛细血管结构模式图

图 8-19　微循环模式图

至主动脉弓的下方分为左、右肺动脉。左、右肺动脉分别经左、右肺门入肺，入肺后与支气管伴行，经多次分支后形成肺泡毛细血管，并吻合成网。在肺动脉干分叉处稍左侧与主动脉弓下缘之间有一条结缔组织索，称动脉韧带，是胎儿时期动脉导管闭锁后的遗迹。若动脉导管在出生后 6 个月尚未闭锁，则称动脉导管未闭，是常见的先天性心脏病之一（图 8-3）。

2. 肺循环的静脉　肺静脉起自肺泡周围的毛细血管网，在肺内逐级吻合，至两侧肺门处，各自形成两条肺静脉出肺，注入左心房（图 8-4）。

（三）体循环的动脉

体循环的动脉主干是主动脉。主动脉由左心室发出，向右前上方斜行，再弯向左后，沿脊柱左前方下行，穿膈的主动脉裂孔入腹腔，至第 4 腰椎体下缘处分为左、右髂总动脉。以胸骨角平面为界将主动脉分为升主动脉、主动脉弓和降主动脉 3 部分（图 8-20）。

升主动脉，在其起始处，有左、右冠状动

图 8-20　主动脉及其分支

脉发出。

主动脉弓，在主动脉弓的凸侧，自右前向左后依次发出头臂干、左颈总动脉和左锁骨下动脉 3 个分支。头臂干向右上方行至右胸锁关节后方，分为右颈总动脉和右锁骨下动脉。主动脉弓壁内有压力感受器，具有调节血压的作用。主动脉弓下方，靠近动脉韧带处有 2~3 个粟粒状小体，称**主动脉小球**，是化学感受器，参与调节呼吸。

降主动脉，以膈为界，将其分为胸主动脉和腹主动脉。

1. 头颈部的动脉 头颈部的动脉主干是颈总动脉。两侧颈总动脉均在胸锁关节的后方沿气管、喉和食管的外侧上行，至甲状软骨上缘分为颈内动脉和颈外动脉（图 8-21、图 8-22）。

图 8-21 颈外动脉及其分支

图 8-22 颈内动脉和椎动脉

在颈总动脉分叉处有颈动脉窦和颈动脉小球。**颈动脉窦**是颈总动脉末端和颈内动脉起始部的膨大部分，壁内有压力感受器，具有调节血压的作用。**颈动脉小球**是位于颈内、外动脉分叉处后方的扁椭圆形小体，属化学感受器，参与调节呼吸。

（1）颈外动脉：沿胸锁乳突肌的深面上行，在腮腺实质内分为上颌动脉和颞浅动脉两个终支。其主要分支有：①面动脉，在平下颌角处自颈外动脉发出，向前经下颌下腺深面，至咬肌前缘绕过下颌骨下缘，到达面部，再经口角的外侧和鼻翼的外侧上行至眼的内侧，改称为内眦动脉，面动脉沿途分布于面部、下颌下腺和腭扁桃体等处；②颞浅动脉，经外耳门前方上行，越过颧弓根上行至颅顶，分布于腮腺、颞部和颅顶；③上颌动脉，在腮腺内发出后，经下颌支的深面行向前内，分布于鼻腔、口腔和硬脑膜等处。其中分布于硬脑膜的分支，称脑膜中动脉，自上颌动脉发出后穿棘孔入颅腔，紧贴翼点内面走行，当颞部骨折时，易损伤该血管，引起硬膜外血肿。

（2）颈内动脉：由颈总动脉发出后，在咽的外侧垂直上升穿颈动脉管进入颅腔，分布于脑和视器（图8-22）。

2. 锁骨下动脉和上肢的动脉

（1）锁骨下动脉：左侧起自主动脉弓，右侧起自头臂干，经胸廓上口到颈根部，继而行向外侧，至第1肋的外侧缘，移行为腋动脉。锁骨下动脉的主要分支有①椎动脉，由锁骨下动脉上壁发出，向上穿第6～1颈椎横突孔，经枕骨大孔入颅腔，分布于脑和脊髓；②胸廓内动脉，由锁骨下动脉向下发出，进入胸腔，沿肋软骨的后面下行，最后进入腹直肌鞘内，移行为腹壁上动脉，胸廓内动脉分布于胸前壁、乳房、心包、腹直肌和膈；③甲状颈干，为一短干，其主要分支为甲状腺下动脉，分布于甲状腺下部和喉等处（图8-22）。

（2）上肢的动脉：①腋动脉，为上肢的动脉主干，由锁骨下动脉延续而成，在腋窝内行向外下，至臂部移行为肱动脉，腋动脉的分支主要分布于肩部、胸前外侧壁和乳房等处（图8-23）；②肱动脉，为腋动脉的直接延续，沿肱二头肌内侧缘下行至肘窝深部，分为桡动脉和尺动脉，肱动脉沿途分支分布于臂部及肘关节，在肘窝内上方，可触到肱动脉的搏动，此处是测量血压时听诊的部位（图8-24）；③桡动脉，由肱动脉分出后，沿前臂前群肌的桡侧下行，经腕部到达手掌；④尺动脉，由肱动脉分出后，在前臂前群肌的尺侧下行，经腕部到达手掌，

图 8-23　上肢的动脉

图 8-24　桡动脉和尺动脉

桡动脉与尺动脉沿途分布于前臂和手（图8-24）；⑤**掌浅弓**和**掌深弓**，由尺动脉与桡动脉在手掌的终末支相互吻合而成（图8-23）。掌浅弓和掌深弓除分支分布于手掌外，还发出指掌侧固有动脉，沿手指掌面的两侧缘行向指尖。

（3）胸部的动脉：主干是胸主动脉，其分支有壁支和脏支两种（图8-25）。

壁支包括肋间后动脉和肋下动脉，沿肋沟走行，分布于胸壁、腹壁上部和脊髓等处。

脏支细小，主要有支气管支、食管支和心包支，分布于同名器官。

（4）腹部的动脉：主干是腹主动脉，其分支也分壁支和脏支（图8-26）。

图8-25　胸主动脉及其分支

图8-26　腹部的动脉

壁支，较细小，主要是4对腰动脉，分布于脊髓、腹后壁等处。

脏支，数量多且粗大，分成对和不成对两种。

成对的脏支主要有：①**肾上腺中动脉**，在平对第1腰椎平面处发出，横行向外，分布于肾上腺；②**肾动脉**，较粗，在平对第1~2腰椎椎间盘高度发出，横行向外经肾门入肾；③**睾丸动脉**，细长，在肾动脉的稍下方发出，沿腹后壁斜向外下，继而经腹股沟管入阴囊，分布于睾丸，在女性则称卵巢动脉，分布于卵巢。

不成对的脏支主要有：①**腹腔干**，粗而短，在主动脉裂孔稍下方由腹主动脉前壁发出，立即分为胃左动脉、肝总动脉和脾动脉（图8-27）。**胃左动脉**分支分布于胃小弯侧的胃壁和食管

图8-27　腹腔干及其分支

的腹段。肝总动脉行向右前方，于十二指肠上部的上方，分为肝固有动脉和胃十二指肠动脉。肝固有动脉在起始处发出胃右动脉，本干在肝十二指肠韧带内上行达肝门处分左、右支入肝，右支入肝前发出胆囊动脉。胃十二指肠动脉在十二指肠上部的后方下行，分为数支，主要有胃网膜右动脉。脾动脉沿胰的上缘左行至脾门入脾，沿途发出胰支分布于胰，在脾门附近，还发出胃短动脉和胃网膜左动脉。②肠系膜上动脉，在腹腔干的稍下方由腹主动脉前壁发出，在胰头后方下行，进入肠系膜，分支分布于空肠、回肠、盲肠、阑尾、升结肠、横结肠（图 8-28）。③肠系膜下动脉，约平第 3 腰椎高度发自腹主动脉，分支分布于降结肠、乙状结肠和直肠上部（图 8-29）。

图 8-28　肠系膜上动脉及其分支

图 8-29　肠系膜下动脉及其分支

（5）盆部的动脉：盆部的动脉主干是髂总动脉。髂总动脉在第 4 腰椎体下缘由腹主动脉发出，斜向外下方走行，至骶髂关节前方，分为髂内动脉和髂外动脉（图 8-30）。

图 8-30　女性盆部的动脉

髂内动脉，为一短干，沿盆腔侧壁下行，也分壁支和脏支。①壁支，主要有闭孔动脉、臀上动脉和臀下动脉，闭孔动脉经闭孔出盆腔，分布于大腿内侧部及髋关节，臀上动脉和臀下动脉分别经梨状肌上、下孔穿出盆腔，分布于臀肌和髋关节。②脏支，主要有子宫动脉、阴部内动脉，子宫动脉走行于子宫阔韧带内，在子宫颈外侧 2cm 处越过输尿管的前上方，沿子宫颈上

图 8-31　下肢的动脉（前面）

行，分布于阴道、子宫、输卵管和卵巢等处，**阴部内动脉**自梨状肌下孔出盆腔，进入会阴深部，分布于肛区和外生殖器。

髂外动脉，沿腰大肌内侧缘下行，经腹股沟韧带中点深面至股前部，移行为股动脉。主要分支为腹壁下动脉。

（6）下肢的动脉：①**股动脉**，为髂外动脉的延续。在股三角内下行，并逐渐转向背侧，进入腘窝，移行为腘动脉，分支分布于大腿肌和髋关节（图 8-31），在腹股沟韧带中点下方可触及股动脉的搏动，此处是临床上抽取动脉血和介入插管常选用的部位；②**腘动脉**，行于腘窝深部，至腘窝下缘处分为胫前动脉和胫后动脉；③**胫后动脉**，沿小腿后面的浅、深层肌之间下行，分布于小腿肌后群和外侧群，胫后动脉经内踝的后方进入足底，分为**足底内侧动脉**和**足底外侧动脉**；④**胫前动脉**，自腘动脉发出后，向前至小腿前面，在小腿前群肌之间下行至踝关节前方，移行为**足背动脉**，胫前动脉分支分布于小腿前群肌。

体循环动脉的主要分支可归纳如图 8-32。

图 8-32　体循环动脉的主要分支

压迫止血的部位

1. 颈总动脉 在胸锁乳突肌前缘中份，位置表浅可触及搏动（图 8-33A），头颈部外伤出血时，可在此向后内方压至第 6 颈椎横突以达止血目的。注意不能同时压迫两侧的颈总动脉，以免造成大脑缺血；压迫时间也不能太长，以免引起颈部化学和压力感受器反应而危及生命。

2. 面动脉 在咬肌前缘与下颌骨下缘交界处（下颌角前方约 3cm 处）位置表浅可触及搏动（图 8-33B），当面部出血时，此处可作压迫止血点。

3. 颞浅动脉 颞浅动脉穿腮腺上行于外耳门前方及颧弓根部浅面，耳屏前方可触及该动脉搏动（图 8-33C），当颞部和颅顶部出血时此处可作压迫止血点。

4. 锁骨下动脉 当上肢外伤出血时，可于锁骨中点上方向后下方将锁骨下动脉压向第 1 肋进行止血（图 8-33D）。

5. 肱动脉 肱动脉走行位置表浅，易触及搏动，当前臂、手外伤出血时，可在臂中部将该动脉压向肱骨止血。

6. 桡动脉、尺动脉及手指的动脉 手外伤出血时，可在腕掌侧面的上方压迫桡动脉和尺动脉进行止血。手指的动脉行于手指的两侧缘，手指出血时可在手指两侧压迫止血。桡动脉在桡骨茎突掌侧，位置表浅，为常用摸脉点（图 8-34）。

图 8-33 头颈部压迫止血点

A. 颈总动脉压迫止血点；B. 面动脉压迫止血点；
C. 颞浅动脉压迫止血点；D. 锁骨下动脉压迫止血点

图 8-34 动脉压迫止血点

A. 桡动脉、尺动脉压迫止血点；B. 手指动脉压迫止血点

7. 股动脉 在腹股沟韧带中点稍下方可触及股动脉的搏动。当下肢外伤出血时，可于此处将股动脉压向耻骨进行止血。股动脉的内侧为股静脉，亦可作为静脉穿刺的标志。

8. 足背动脉和胫后动脉 足背动脉在内、外踝连线中点稍下方位置表浅，可触及搏动，足背部出血时可在此处压迫止血。胫后动脉经内踝后方进入足底，足底肌和足趾出血时可在内踝后下方压迫止血。

（四）体循环的静脉

体循环静脉的特点：①数量多，管腔较大，管壁薄，吻合比较丰富；②有静脉瓣，静脉瓣

是防止血液逆流的重要结构（图 8-35），四肢的静脉瓣较多，但大静脉、肝门静脉及头颈部的静脉一般没有静脉瓣；③分为浅、深两类，浅静脉位于皮下组织内，又称皮下静脉，不与动脉伴行，最后注入深静脉，深静脉多与同名动脉伴行；④特殊结构的静脉，**板障静脉**位于颅顶扁骨的板障内，借导静脉与头皮静脉和硬脑膜窦相通；**硬脑膜窦**为颅内硬脑膜两层之间形成的管腔，没有平滑肌和静脉瓣，故外伤时止血困难。

体循环的静脉包括上腔静脉系、下腔静脉系和心静脉系（图 8-36）。

考点： 体循环静脉的组成

图 8-35　静脉瓣

图 8-36　体循环的大静脉

1. **上腔静脉系**　由上腔静脉及其属支构成，收集头颈部、上肢、胸部（心除外）等上半身的静脉血，其主干为上腔静脉。

上腔静脉由左、右头臂静脉合成，沿升主动脉的右侧下行，注入右心房。

头臂静脉由同侧的颈内静脉和锁骨下静脉合成，汇合处的夹角称静脉角，为淋巴导管的注入部位。

图 8-37　头面部的静脉

（1）头颈部的静脉

1）头皮静脉：分布于颅顶软组织内，表浅易见，为婴幼儿静脉输液常用的血管（图 8-37）。

2）颈外静脉：是颈部最大的浅静脉，由下颌后静脉后支和耳后静脉在下颌角处合成（图 8-37）。沿胸锁乳突肌的表面下行，注入锁骨下静脉。颈外静脉常用于静脉穿刺和插管。右心衰竭的患者，因静脉回流不畅，可见颈外静脉膨隆，临床上称为颈静脉怒张。

3）颈内静脉：在颈静脉孔处续于颅内的乙状窦，下行至胸锁关节的后方与锁骨下静脉汇合成头臂静脉。其属支有颅内支和颅外支两种。颅内支通过颅内静脉和硬脑膜窦收集脑膜、脑、视器等处的静脉血。颅外支主要汇集面部、颈部等处的静脉血。面静脉，为颅外的主要属支，起自内眦静脉，与面动脉伴行斜向外下，到舌骨平面注入颈内静脉。面静脉借内眦静脉、眼静脉与颅内的海绵窦交通，而且面静脉在口角平面以上缺乏静脉瓣（图8-37）。当口角以上面部发生感染时，若处理不当（如挤压），病菌可经上述途径入颅内，引起颅内感染。因此将鼻根到两侧口角之间的三角形区域称"危险三角"。

4）锁骨下静脉：是腋静脉的直接延续，位于颈根部，在胸锁关节的后方与颈内静脉汇合成头臂静脉。由于该静脉管腔大、位置恒定，临床上常选取锁骨下静脉作为静脉穿刺插管、心血管造影等的穿刺静脉。锁骨下静脉的主要属支是颈外静脉。

（2）上肢的静脉：富有瓣膜，分深、浅两种。

1）上肢的深静脉：与同名动脉伴行，收集同名动脉分布区域的静脉血，经腋静脉续于锁骨下静脉。

2）上肢的浅静脉：位于皮下，有三条较为恒定，肉眼容易辨认，即头静脉、贵要静脉和肘正中静脉（图8-38）。①头静脉，起于手背静脉网的桡侧，转至前臂前面，沿肱二头肌外侧缘上行至肩部，穿深筋膜注入腋静脉或锁骨下静脉。②贵要静脉，起于手背静脉网的尺侧，转至前臂尺侧，沿肱二头肌内侧缘上行至臂中部，穿深筋膜注入肱静脉。③肘正中静脉，斜行于肘窝皮下，为一短粗的静脉干，连于头静脉和贵要静脉之间。

（3）胸部的静脉：主要有胸后壁的奇静脉及其属支和椎静脉丛。

1）奇静脉：起自右腰升静脉，穿膈沿脊柱右侧上行，在平第4胸椎高度呈弓形向前跨过右肺根上方，注入上腔静脉（图8-36）。奇静脉沿途收集肋间后静脉、支气管静脉、食管静脉等的血液。

2）椎静脉丛：位于椎管内、外，椎静脉丛是沟通上、下腔静脉系和颅内、外静脉的重要通道之一。

2. 下腔静脉系 由下腔静脉及其属支组成，主要收集下肢、盆部和腹部的静脉血，其主干是下腔静脉。下腔静脉在第5腰椎右前方由左、右髂总静脉汇合而成，沿腹主动脉右侧上行，穿膈的腔静脉孔入胸腔，注入右心房（图8-39）。

（1）下肢的静脉：也分为深、浅静脉两种。由于下肢静脉位置低、离心远，血液回流相对困难，所以下肢静脉内的瓣膜也较上肢多。

1）下肢的深静脉：与同名动脉伴行，收集同名动脉分布区域的静脉血，经股静脉续于髂外静脉。

2）下肢的浅静脉：主要有大隐静脉和小隐静脉（图8-40）。①大隐静脉，起自足背静脉弓的内侧，经内踝前方沿小腿内侧、大腿前内侧上升，在腹股沟韧带稍下方注入股静脉。大隐静脉在内踝前方位置恒定且表浅，是临床上静脉穿刺、注射的常选部位。此外，大隐静脉表浅，且行程较长，故为静脉曲张的好发部位。②小隐静脉，起自足背静脉弓的外侧，经外踝后方沿小腿后面上行至腘窝，穿深筋膜注入腘静脉。

头静脉
肘正中静脉
前臂正中静脉
贵要静脉
头静脉
贵要静脉
头静脉
手背静脉网

考点：上肢的浅静脉

图8-38 上肢的浅静脉

图 8-39　下腔静脉及其属支

图 8-40　下肢的浅静脉

考点：下肢的浅静脉

（2）盆部的静脉

1）髂内静脉：短而粗，与髂内动脉伴行，在骶髂关节前方与髂外静脉汇合成髂总静脉。髂内静脉的属支有壁支和脏支两种，收集同名动脉分布区的静脉血。盆内脏器的静脉在器官壁内或表面形成丰富的静脉丛，男性有膀胱静脉丛和直肠静脉丛，女性除有这些静脉丛外，还有子宫静脉丛和阴道静脉丛等。

2）髂外静脉：是股静脉的延续，与同名动脉伴行，收集下肢及腹前壁下部的静脉血。

3）髂总静脉：由髂内静脉和髂外静脉在骶髂关节的前方汇合而成。

（3）腹部的静脉：直接或间接地注入下腔静脉，分壁支和脏支（图 8-39）。

1）壁支：主要是腰静脉，与同名动脉伴行，直接注入下腔静脉。

2）脏支：主要有肾静脉、睾丸静脉和肝静脉等。①肾静脉，在肾门处由 3～5 条静脉汇合而成，在肾动脉前方行向内侧注入下腔静脉。②睾丸静脉，起自睾丸和附睾，在精索内形成蔓状静脉丛，逐渐汇合成睾丸静脉。左睾丸静脉以直角汇入左肾静脉，右睾丸静脉直接汇入下腔静脉，故睾丸静脉曲张多见于左侧。该静脉在女性为卵巢静脉，起自卵巢，汇入部位与男性相同。③肝静脉位于肝内，2～3 条，收集肝血窦回流的静脉血，在肝的腔静脉沟处注入下腔静脉。

（4）肝门静脉系：由肝门静脉及其属支组成。

肝门静脉由脾静脉和肠系膜上静脉在胰头和胰体交界处的后方汇合而成，进入肝十二指肠韧带内，向右上行达肝门处分左、右两支进入肝，在肝内反复分支最后汇入肝血窦。肝血窦含有来自肝门静脉和肝固有动脉的血液，经肝静脉注入下腔静脉。肝门静脉一般无静脉瓣，当肝门静脉压力过高时，血液可以发生逆流（图 8-41）。

肝门静脉的主要属支有脾静脉、肠系膜上静脉、肠系膜下静脉、胃左静脉、附脐静脉、胃右静脉和胆囊静脉。肝门静脉收集腹腔内（除肝外）不成对器官的静脉血。

肝门静脉系与上、下腔静脉系之间有丰富的吻合（图 8-42）。

图 8-41　肝门静脉及其属支

图中标注（左图）：
胆囊静脉、肝门静脉、十二指肠、肠系膜上静脉、升结肠、回肠；胃左静脉、胃右静脉、脾静脉、肠系膜下静脉、降结肠、直肠上静脉

图 8-42　肝门静脉系与上、下腔静脉系之间的吻合（模式图）

图中标注：
脊柱静脉丛、上腔静脉、胸外侧静脉、胸廓内静脉、胸腹壁静脉、肝静脉、腹壁上静脉、附脐静脉、脐周静脉网、肠系膜上静脉、下腔静脉、腹壁浅静脉、腹壁下静脉、髂外静脉、髂内静脉；颈内静脉、锁骨下静脉、头臂静脉、奇静脉、食管静脉丛、胃左静脉、脾静脉、肝门静脉、肠系膜下静脉、直肠上静脉、直肠静脉丛、直肠下静脉、肛静脉

第 3 节　淋 巴 系 统

淋巴系统由淋巴管道、淋巴组织和淋巴器官组成（图 8-43）。淋巴管道包括毛细淋巴管、淋巴管、淋巴干和淋巴导管。淋巴组织除分布于淋巴器官外，还广泛分布于消化管、呼吸道和泌尿生殖管道的黏膜内。淋巴器官包括淋巴结、脾和胸腺等。

当血液流经毛细血管的动脉端时，部分血浆从毛细血管滤出到组织间隙，形成组织液。组织液与细胞进行物质交换后，大部分在毛细血管静脉端重新吸收入血液，小部分进入毛细淋巴管成为淋巴（图 8-44）。淋巴沿各级淋巴管向心流动，途中经过若干淋巴结的过滤，最后汇入静脉。因此，淋巴系统是心血管系统的辅助系统。

淋巴系统不仅能协助静脉进行体液回流，而且淋巴器官和淋巴组织还具有产生淋巴细胞、过滤淋巴液和进行免疫应答的功能。

图中标注：
颈外侧深淋巴结、腋淋巴结、腰淋巴结、腹股沟浅淋巴结、腘淋巴结、浅淋巴管；下颌下淋巴结、胸导管、髂总淋巴结、髂外淋巴结、髂内淋巴结、深淋巴管

考点：淋巴系统的组成

图 8-43　淋巴系统概观

图 8-44　淋巴的产生

一、淋 巴 管 道

淋巴管道包括毛细淋巴管、淋巴管、淋巴干和淋巴导管。

（一）毛细淋巴管

毛细淋巴管以盲端起始于组织间隙，彼此吻合成网，管径粗细不均，比毛细血管略粗。管壁由内皮构成，无基膜，其通透性大于毛细血管，一些大分子物质如蛋白质、细菌、癌细胞等较易进入毛细淋巴管。毛细淋巴管除脑、脊髓、骨髓、角膜、晶状体、牙釉质、上皮、软骨等处外，几乎遍布全身。

（二）淋巴管

淋巴管由毛细淋巴管汇合而成。淋巴管在向心行程中，通常要经过一个或多个淋巴结。淋巴管分浅、深两种。浅淋巴管位于皮下，多与浅静脉伴行，深淋巴管多与深部血管伴行。浅、深淋巴管之间有丰富的吻合。

（三）淋巴干

淋巴干由淋巴管汇合而成，共有 9 条，每条淋巴干收集一定范围内的淋巴。左、右颈干收集左、右侧头颈部的淋巴；左、右锁骨下干收集左、右侧上肢和脐以上胸腹壁浅层的淋巴；左、右支气管纵隔干收集胸腔器官和脐以上胸、腹壁深层的淋巴；左、右腰干收集下肢、盆部、腹后壁及腹腔成对脏器的淋巴；单一的肠干收集腹腔内消化器官的淋巴（图 8-45）。

（四）淋巴导管

全身 9 条淋巴干最后汇合成两条淋巴导管，即胸导管和右淋巴导管（图 8-45）。

1. 胸导管　是全身最粗大的淋巴管道，由左、右腰干和肠干在第 1 腰椎体前方汇合而成，汇合处膨大称乳糜池。胸导管向上穿膈的主动脉裂孔进入胸腔，沿脊柱前方上行出胸廓上口至左颈根部，接收左颈干、左锁骨下干和左支气管纵隔干后注入左静脉角。胸导管收集两下肢、盆部、腹部、左胸部、左上肢和左头颈部近人体 3/4 的淋巴回流。

2. 右淋巴导管　位于右颈根部，为一短干，由右颈干、右锁骨下干和右支气管纵隔干汇合而成，注入右静脉角。右淋巴导管收集右头颈部、右上肢、右胸部近人体 1/4 的淋巴回流。

图 8-45 淋巴干和淋巴导管

二、淋巴器官

淋巴器官是以淋巴组织为主要成分构成的器官，具有免疫功能，又称免疫器官，包括淋巴结、脾、胸腺和扁桃体等。以下对前三种予以简要介绍。

（一）淋巴结

1. 淋巴结的形态　为大小不等的圆形或椭圆形小体，质软，色灰红。一侧隆凸，有多条输入淋巴管进入；另一侧凹陷，称淋巴结门，有 1～2 条输出淋巴管、神经和血管出入（图 8-46）。

2. 淋巴结的功能　具有过滤淋巴、产生淋巴细胞和参与免疫反应的功能。

图 8-46 淋巴结模式图

案例 8-2

患者，男性，40 岁，车祸，左侧第 10 肋骨骨折，烦躁并出虚汗，面色苍白，脉搏细弱，血压低。

问题：患者哪个器官最可能受伤？为什么？

（二）脾

1. 脾的位置和形态　脾是人体最大的淋巴器官，位于左季肋区，第 9～11 肋的深面，其长轴与第 10 肋一致。正常情况下在左侧肋弓下不能触及脾（图 8-47）。

脾呈扁椭圆形，暗红色，质软而脆，受暴力打击时易破裂。脾分内侧、外侧两面，上、下两缘和前、后两端。内侧面又称脏面，脏面近中央处有脾门，是血管、神经等出入之处。外侧面又称膈面，与膈相贴。下缘钝圆，伸向后下方。上缘较锐，有 2～3 个切迹，称脾切迹，是临床上触诊脾的重要标志。

2. 脾的功能　脾具有造血、滤血、储血和参与免疫反应的功能。

案例分析 8-2

该患者受伤的器官可能为脾，因为该患者第 10 肋骨折，而脾位于左季肋区，第 9～11 肋的深面，其长轴与第 10 肋一致。

考点：脾
的位置

（三）胸腺

1. 胸腺的位置和形态　胸腺位于胸骨柄的后方，上纵隔的前部（图 8-48）。胸腺为锥体形，分左、右两叶，色灰红，质柔软。儿童时期胸腺发达，青春期以后，胸腺开始退化萎缩，成人胸腺多被结缔组织代替。

图 8-47　脾

图 8-48　胸腺

2. 胸腺的功能　胸腺的主要功能是分泌胸腺素和产生 T 淋巴细胞。

自 测 题

一、选择题

（一）A₁ 型题

1. 体循环终于（　　　）

A. 左心房　　　　　B. 左心室

C. 右心房　　　　　D. 右心室

E. 冠状窦

2. 二尖瓣位于（　　　）

A. 主动脉口　　　　B. 肺动脉口

C. 左房室口　　　　D. 右房室口

E. 冠状窦口

3. 在活体上不易触及搏动的动脉是（　　　）

A. 桡动脉　　　　　B. 颞浅动脉

C. 足背动脉　　　　D. 子宫动脉

E. 股动脉

4. 从主动脉升部发出的分支是（　　　）

A. 食管动脉　　　　B. 支气管动脉

C. 肋间后动脉　　　D. 冠状动脉

E. 胸廓内动脉

5. 心的正常起搏点是（　　　）

A. 心房肌　　　　　B. 心室肌

C. 窦房结　　　　　D. 房室结

E. 房室束

6. 关于脾的描述正确的是（　　　）

A. 位于右季肋区

B. 长轴与肋弓一致

C. 上缘有 2～3 个脾切迹

D. 质软不易破裂

E. 正常情况下在肋弓下可触及

（二）A₂ 型题

7. 患者，男性，44 岁。患有乙肝 20 年，肝硬化 5 年。近日发现柏油样黑便，首先应考虑（　　　）

A. 胃溃疡出血

B. 直肠静脉丛破裂出血

C. 食管静脉丛破裂出血

D. 肠癌出血

E. 痔疮出血

（三）X 型题

8. 关于心的描述正确的是（　　）

A. 位于中纵隔内

B. 约 2/3 在正中线的左侧

C. 两侧借纵隔胸膜与肺相邻

D. 下方是膈

E. 前面全部被肺和胸膜所遮盖

9. 在活体上可触及搏动的动脉是（　　）

A. 颞浅动脉　　　　　B. 桡动脉

C. 股动脉　　　　　　D. 足背动脉

E. 肱动脉

10. 上肢浅静脉包括（　　）

A. 肱静脉　　　　　　B. 腋静脉

C. 头静脉　　　　　　D. 贵要静脉

E. 肘正中静脉

二、简答题

1. 简述心的位置、外形和心腔结构。

2. 在活体上容易摸到哪些动脉的搏动？

（于　宁）

感　觉　器

·引　言·

　　春回大地万物复苏，百花齐放百鸟争鸣。人之所以能够闻到花草的芬芳，享受到饭菜的美味，看到五彩缤纷的世界，听到优美动听的音乐，感知春、夏、秋、冬的季节变化，是因为人体内有许多能够感受机体内、外环境变化刺激的感受器和感觉器。那么，感受器有哪些？感觉器官的结构和功能如何？让我们一起来探究人体感觉器的奥秘。

　　感受器是机体接受内、外环境各种刺激的特殊结构，广泛分布于人体各部，形态结构多样。感受器的功能是接受刺激并将其转变为神经冲动，由感觉神经传入中枢，经中枢整合后产生感觉。

　　感觉器是感受器及其附属结构的总称，如眼、耳等。皮肤具有多种功能，因其与感觉功能有关，所以在本章一并叙述。

第 1 节　眼

　　眼是视觉器官，由眼球和眼副器构成。眼球能够接受光波的刺激，并将刺激转化为神经冲动，经视觉传导通路传至大脑视觉中枢，产生视觉。眼副器位于眼球的周围，对眼球起支持、保护和运动作用。

一、眼　　球

考点：眼球壁的构造

　　眼球近似球形，位于眶的前部，后方借视神经连于间脑。眼球由眼球壁和眼球内容物构成。

（一）眼球壁

　　眼球壁由外向内依次分为眼球纤维膜、眼球血管膜和视网膜 3 层（图 9-1）。

图 9-1　右眼球水平切面

1. 眼球纤维膜 　主要由致密结缔组织构成，厚而坚韧，位于眼球壁的最外层，自前向后分为角膜和巩膜两部分，对眼球具有支持和保护作用。

（1）角膜：占眼球纤维膜的前 1/6，无色透明，外凸内凹，富有弹性，具有屈光作用。角膜内无血管但感觉神经末梢丰富，故感觉敏锐。

（2）巩膜：占眼球纤维膜的后 5/6，为乳白色不透明的结缔组织，厚而坚韧。在巩膜与角膜交界处的深面有一环形的巩膜静脉窦，是房水流归静脉的通道（图 9-2）。

图 9-2　眼球前半部后面观及虹膜角膜角

2. 眼球血管膜 　位于眼球纤维膜的内面，富含血管和色素细胞，呈棕黑色，具有营养眼球内组织和遮光的作用。眼球血管膜由前向后分为虹膜、睫状体和脉络膜 3 部分（图 9-2）。

（1）虹膜：位于眼球血管膜的最前部，为呈冠状位的圆盘状薄膜，中央有圆形的瞳孔。虹膜内有两种不同排列方向的平滑肌纤维，环绕瞳孔周缘呈环形排列的称瞳孔括约肌，可缩小瞳孔；在瞳孔周围呈放射状排列的称瞳孔开大肌，可开大瞳孔。正常瞳孔的大小因光线强度的变化而改变。

角膜和晶状体之间的间隙称为眼房。虹膜将眼房分为较大的前房和较小的后房，前、后房之间借瞳孔相通。在前房周边，虹膜与角膜交界处的环形区域，称虹膜角膜角（也称前房角）。房水由此回流入巩膜静脉窦。

（2）睫状体：位于角膜和巩膜移行部的内面，是眼球血管膜最肥厚的部分。在眼球水平切面上，睫状体呈三角形。其前部有向内突出呈放射状排列的皱襞，称睫状突。睫状突发出睫状小带连于晶状体。睫状体内的平滑肌，称睫状肌。睫状体有调节晶状体的曲度和产生房水的作用。

（3）脉络膜：占眼球血管膜的后 2/3，是一层富含血管和色素的薄膜。其外面与巩膜疏松相连，内面紧贴视网膜的色素层，后方有视神经通过。脉络膜具有营养眼球和吸收眼内散射光线的作用。

3. 视网膜 　位于眼球血管膜的内面，从前向后可分为 3 部分：视网膜虹膜部、视网膜睫状体部和视网膜脉络膜部。前两部分分别贴附于虹膜和睫状体内面，薄而无感光作用，故称视网膜盲部；脉络膜部贴附于脉络膜内面，有感光作用，故称视网膜视部。通常所说的视网膜是指视网膜视部而言。视网膜视部的后部最厚，越向前越薄，在视神经起始处有一白色的圆形隆起，称视神经盘，其中央有视神经和视网膜中央动、静脉穿过，无感光细胞，称生理性盲点。在视神经盘的颞侧稍偏下方约 3.5mm 处有一黄色小区，称黄斑，由密集的视锥细胞构成。其中央凹陷，称中央凹，此区无血管，是视觉最敏锐的部位。这些结构在活体上可用检眼镜窥见（图 9-3）。

视网膜视部的组织结构分内、外两层。外层为色素上皮层，由单层色素上皮细胞构成；内层为神经层。两层之间连接疏松，视网膜脱离常发生于此。神经层主要由 3 层细胞组成，由外向内依次为视细胞、双极细胞和节细胞。视细胞是感光细胞，紧邻色素上皮层，分视杆细胞和视锥细胞两种。视杆细胞主要分布于视网膜的周边部，对弱光敏感，不具有辨色的能力；视锥细胞主要分布于视网膜中央部，有感受强光和辨色的功能。双极细胞可将来自感光细胞的神经冲动传至节细胞。节细胞的轴突向视神经盘处集中，形成视神经（图 9-4）。

图 9-3　眼底示意图

图 9-4　视网膜神经细胞示意图

考点：眼球内容物的组成

案例 9-1

患者，女性，56 岁。因左眼反复胀痛伴同侧头痛、视力下降 3 个月，加重 1 天而来医院眼科就诊。检查：右眼视力为 0.5，左眼视力为 0.1，左眼角膜轻度水肿，右眼角膜透明。眼压：右眼为 19mmHg，左眼为 56mmHg（正常眼压的范围为 10～21mmHg）。临床诊断为青光眼。

问题： 房水的产生部位和循环途径。

（二）眼球内容物

眼球内容物包括房水、晶状体和玻璃体。这些结构和角膜一样均无色透明，具有屈光作用，它们和角膜共同构成眼的屈光系统。

1. **房水**　是充满于眼房内的无色透明液体，其生理功能是为角膜和晶状体提供营养并维持正常的眼内压。房水由睫状体产生，进入眼后房，经瞳孔到达眼前房，再经虹膜角膜角进入巩膜静脉窦，最后汇入眼静脉，此过程为**房水循环**。若房水回流受阻，可引起眼内压升高，导致视网膜受压而出现视力减退甚至失明，临床上称为青光眼。

2. **晶状体**　位于虹膜和玻璃体之间，呈双凸透镜状，无色透明，富有弹性，不含血管和神经。晶状体若因疾病或创伤而变混浊，称为白内障。

晶状体周缘借睫状小带与睫状突相连（图 9-2），其曲度可随睫状肌的舒缩而变化。

当看近物时，睫状肌收缩，睫状体向前内移位，睫状小带松弛，晶状体因其本身的弹性而变凸，屈光度增大，使进入眼内的光线恰好能聚焦于视网膜上，以适应看近物。当看远物时，睫状肌舒张，睫状体向后外移位，睫状小带被拉紧，向周围牵引晶状体，使晶状体变薄，屈光度减少，以适应看远物。

老 花 眼

老年人晶状体弹性减退，看近物时晶状体的屈光度不能相应增大，导致视物不清，称为老视，俗称老花眼。

3. **玻璃体** 为填充于晶状体和视网膜之间的无色透明的胶状物质。玻璃体除具有屈光作用外，还有维持眼球形状和支撑视网膜的作用。若支撑作用减弱，易导致视网膜脱离；若玻璃体混浊，可影响视力。

案例分析 9-1

房水由睫状体产生，进入眼后房，经瞳孔到达眼前房，再经虹膜角膜角进入巩膜静脉窦，最后汇入眼静脉，此过程为房水循环。

二、眼 副 器

眼副器包括眼睑、结膜、泪器、眼球外肌等结构。

（一）眼睑

眼睑位于眼球的前方，分为上睑和下睑，对眼球起保护作用。上、下睑之间的裂隙称为睑裂，其内、外侧角分别称为内眦和外眦。眼睑的游离缘称睑缘，睑缘上生长有睫毛，有防止灰尘进入眼内和减弱强光照射的作用。在上、下睑缘近内侧端各有一个小隆起，称泪乳头，其顶部有一个小孔，称泪点，是泪小管的开口。睑缘处的皮脂腺，称睑缘腺，开口于睫毛毛囊（图9-5）。

图 9-5 眼睑与结膜

（二）结膜

结膜是一层富有血管、薄而光滑透明的黏膜，覆盖在眼球的前面和眼睑的内面。按其所在部位可分为睑结膜、球结膜和结膜穹窿3部分。睑结膜衬覆于上、下睑内面；球结膜覆盖在巩膜前面；结膜穹窿为睑结膜与球结膜相互移行的部分，分别形成结膜上穹和结膜下穹。当上、下睑闭合时，整个结膜形成囊状间隙，称结膜囊，此囊通过睑裂与外界相通（图9-5）。结膜炎和沙眼是结膜常见疾病。

（三）泪器

泪器由泪腺和泪道构成（图 9-6）。

图 9-6 泪器

1. 泪腺 位于泪腺窝内，分泌泪液，借排泄管开口于结膜上穹的外侧部。泪腺不断分泌泪液，借眨眼活动涂布于眼球的表面，以湿润和清洁角膜，此外泪液中还含有溶菌酶，有杀菌作用。

2. 泪道 包括泪点、泪小管、泪囊和鼻泪管。泪点分上泪点和下泪点。泪小管为连接泪点和泪囊的小管，分上泪小管和下泪小管。它们分别垂直于睑缘向上、下走行，继而几乎成直角转向内侧汇合在一起，开口于泪囊上部。泪囊位于泪囊窝内，为一膜性囊，上端为盲端，下端移行为鼻泪管。鼻泪管为连接鼻腔与泪囊的膜性管道，开口于下鼻道。

（四）眼球外肌

眼球外肌共有 7 块，包括上睑提肌、内直肌、外直肌、上直肌、下直肌、上斜肌和下斜肌，均为骨骼肌（图 9-7、图 9-8）。上睑提肌收缩可提起上睑，开大睑裂；内直肌、外直肌收缩分别使瞳孔转向内侧和外侧；上直肌、下直肌收缩分别使瞳孔转向上内方和下内方；上斜肌收缩可使瞳孔转向下外方；下斜肌收缩可使瞳孔转向上外方。平时眼球能向各个方向灵活转动，并非依靠单一肌肉的收缩，而是两眼数条肌共同参与、协同作用的结果。

图 9-7 眼球外肌

图 9-8 眼球外肌的运动方向

三、眼 的 血 管

（一）眼的动脉

眼的动脉供应主要来自眼动脉。眼动脉在颅腔内起自颈内动脉，经视神经管入眶，分支供应眼球和眼副器等。其中最重要的分支是视网膜中央动脉，是供应视网膜内层的唯一动脉。该动脉在眼球后方穿入视神经鞘内，行至视神经盘处穿出分布于视网膜各部。临床常用检眼镜观察此动脉，以助诊断某些疾病（图 9-3）。

（二）眼的静脉

眼球内的静脉主要包括视网膜中央静脉等，收集视网膜的静脉血，伴同名动脉，注入眼上静脉。

第 2 节 耳

耳又称前庭蜗器，是位觉和听觉感受器，包括外耳、中耳和内耳 3 部分（图 9-9）。外耳和中耳是收集和传导声波的装置，内耳是听觉感受器和位觉感受器所在的部位。

一、外　耳

外耳包括耳郭、外耳道和鼓膜 3 部分。

（一）耳郭

耳郭位于头部两侧，大部分以弹性软骨为支架，表面覆盖着皮肤，皮下组织少但血管神经丰富；耳郭下 1/3 部无软骨，仅由结缔组织和脂肪组织构成，称耳垂，是临床常用的采血部位。耳郭外侧面中部有一孔，称外耳门，外耳门前方有一突起，称耳屏（图 9-9）。

图 9-9　前庭蜗器模式图

（二）外耳道

外耳道是外耳门与鼓膜间的弯曲管道，成人长 2.0～2.5cm，其方向从外向内先向前上，再稍向后，然后向前下。外耳道外侧 1/3 与耳郭的软骨相延续，为软骨部，内侧 2/3 由颞骨围成，为骨性部。外耳道软骨部有可动性，将耳郭向后上方牵拉，即可使外耳道变直，便于观察鼓膜。婴儿因颞骨未完全骨化，其外耳道短而直，鼓膜近似水平位，检查时须将耳郭拉向后下方。

外耳道表面覆以皮肤，皮肤内含有丰富的感觉神经末梢、毛囊、皮脂腺及耵聍腺。耵聍腺分泌耵聍。外耳道皮肤与软骨膜和骨膜结合紧密，故发生皮肤疖肿时疼痛剧烈。

（三）鼓膜

鼓膜位于外耳道与鼓室之间，为椭圆形半透明薄膜，与外耳道底形成 45°～50° 的倾斜角。鼓膜的中心向内凹陷，称鼓膜脐，其前下方有一三角形反光区，称光锥。鼓膜上方小部薄而松弛，活体呈淡红色，称松弛部；鼓膜下方大部坚实而紧张，活体呈灰白色，称紧张部（图 9-10）。

图 9-10　鼓膜（右侧）

二、中　耳

中耳主要位于颞骨岩部内，包括鼓室、咽鼓管、乳突窦和乳突小房。

（一）鼓室

鼓室是颞骨岩部内的一个不规则含气小腔，位于鼓膜与内耳之间。其向前内借咽鼓管与鼻咽部相通，向后借乳突窦与乳突小房相通。鼓室有不规则的 6 个壁，分别是上壁、下壁、前壁、后壁、外侧壁和内侧壁（图 9-11）。上壁分隔鼓室与颅中窝。前壁下方有咽鼓管鼓室口。内侧壁即

图 9-11　中耳和内耳

内耳的外侧壁，内侧壁的后上方有一卵圆形小孔，称前庭窗，由镫骨底封闭，后下方有一圆形小孔，称蜗窗，由第二鼓膜封闭。

每侧鼓室内有 3 块听小骨，由外向内依次为锤骨、砧骨和镫骨（图 9-12）。锤骨柄与鼓膜相连，镫骨底封闭前庭窗，砧骨连接锤骨和镫骨。3 块听小骨形成听小骨链，将声波的振动传入内耳。当炎症引起听小骨链粘连、韧带硬化时，听小骨链的活动受到限制，可使听力减弱。

图 9-12　听小骨

（二）咽鼓管

咽鼓管是连通鼻咽部与鼓室的管道，其功能是使鼓室的气压与外界的大气压相等，保持鼓膜内、外压力平衡。平时该管鼻咽部的开口处于关闭状态，仅在吞咽或开口时暂时开放。咽鼓管内面衬有黏膜，并与鼓室黏膜和咽部黏膜相延续。小儿咽鼓管短而宽，接近水平位，故咽部感染可经咽鼓管侵入鼓室，引起中耳炎（图 9-11）。

（三）乳突窦和乳突小房

乳突窦是介于乳突小房和鼓室之间的腔隙，其向后下与乳突小房相通连。乳突小房为颞骨乳突部内的蜂窝状含气小腔隙，彼此通连，腔内覆盖着黏膜，并与乳突窦和鼓室内的黏膜相延续，故中耳炎症可经乳突窦侵犯乳突小房引起乳突炎。

三、内　耳

内耳位于颞骨岩部的骨质内，鼓室与内耳道底之间，形状不规则，构造复杂，又称迷路（图 9-11）。迷路分为骨迷路和膜迷路。骨迷路是由颞骨岩部的骨密质围成的骨性隧道，膜迷路套在骨迷路内，由相互通连的密闭的膜性小管和小囊构成。膜迷路内充满内淋巴，膜迷路和骨迷路之间充满外淋巴，内、外淋巴互不交通。

（一）骨迷路

骨迷路从前内侧向后外侧沿颞骨岩部的长轴排列，依次分为耳蜗、前庭和骨半规管，三者彼此相通（图 9-13）。

考点：内耳的组成

1. 前庭　是骨迷路的中间部分，为一近似椭圆形的腔隙。其前部较窄，有一孔通耳蜗；后部较宽与 3 个骨半规管相通；外侧壁上有前庭窗和蜗窗。

2. 骨半规管　为 3 个半环形的骨性小管，彼此几乎成直角排列。每个骨半规管均有两脚连于前庭，其中一个脚形成膨大称骨壶腹。

3. 耳蜗　位于前庭的前方，形似蜗牛壳，由骨性的蜗螺旋管环绕蜗轴构成（图 9-14）。蜗轴向蜗螺旋管内伸出一螺旋状骨板，称骨螺旋板，与膜迷路的蜗管相连。因此蜗螺旋管的管腔可分为 3 部分：上部的前庭阶，中间的蜗管和下部的鼓阶。前庭阶和鼓阶内均充满外淋巴。

图 9-13　骨迷路

图 9-14　耳蜗轴切面

（二）膜迷路

膜迷路由椭圆囊和球囊、膜半规管和蜗管组成，它们之间相互连通，其内充满内淋巴（图 9-15）。

1. 椭圆囊和球囊

（1）椭圆囊：位于前庭后上方，椭圆囊的后壁与 3 个膜半规管相通。在椭圆囊壁内有一斑块状隆起，称椭圆囊斑，是位觉感受器，能感受头部静止时的位置觉和直线变速运动引起的刺激。

（2）球囊：位于椭圆囊的前下方。在球囊的囊壁内，也有一斑块状隆起，称球囊斑。也能感受头部静止时的位置觉及直线变速运动引起的刺激。

2. **膜半规管** 形态与骨半规管相似，套于同名骨半规管内，各膜半规管有相应膨大的膜壶腹。壶腹壁上有隆起的壶腹嵴，3个膜半规管内的壶腹嵴相互垂直，它们是位觉感受器，能感受头部旋转变速运动的刺激。

3. **蜗管** 位于蜗螺旋管内，在横断面上呈三角形，其上壁为蜗管前庭壁（前庭膜），将前庭阶与蜗管分开；下壁即蜗管鼓壁（螺旋膜），与鼓阶相隔。在螺旋膜上有螺旋器，又称 Corti 器，为听觉感受器，能感受到声波的刺激（图 9-16）。

图 9-15　膜迷路

图 9-16　蜗管与螺旋器

声波传入内耳的感受器有两条途径：空气传导和骨传导。正常情况下以空气传导为主（图 9-17）。

图 9-17　声波传导途径示意图

（1）空气传导：耳郭将收集到的声波经外耳道传到鼓膜，引起鼓膜振动，中耳内的听小骨链随之运动，经镫骨传到前庭窗，引起前庭阶内的外淋巴波动。外淋巴的波动可通过前庭膜引起内淋巴波动，也可直接使螺旋膜振动，刺激螺旋器使其产生神经冲动，经蜗神经传入中枢，产生听觉。

（2）骨传导：声波直接引起颅骨的振动，继而引起颞骨内的内淋巴振动。正常情况下骨传导意义不大，但临床上可通过检查患者空气传导和骨传导受损的情况，来判断听觉异常产生的部位和原因。

第3节 皮 肤

皮肤被覆于身体表面，成人皮肤总面积为 $1.2\sim2.0m^2$。身体各处皮肤厚薄不一，借皮下组织与深部组织相连，具有保护、吸收、排泄、调节体温、感受刺激及参与物质代谢等多种功能。

一、皮肤的结构

皮肤由表皮和真皮构成（图 9-18）。

（一）表皮

表皮位于皮肤的浅层，由角化的复层扁平上皮组成。表皮的厚度因部位不同而差别很大。表皮从基底到表面可分为基底层、棘层、颗粒层、透明层和角质层 5 层结构。

基底层位于表皮的最深层，是一层低柱状或立方形细胞，分裂增殖能力活跃，新生的细胞不断向浅层推移，分化为其他各层细胞。基底层细胞之间还散在有黑素细胞，其胞质内充满黑素颗

图 9-18　手指皮肤

粒。黑素能吸收紫外线，对深部组织起保护作用，同时它也是决定皮肤颜色的重要因素之一。角质层位于表皮最浅层，由多层扁平的角质细胞组成。角质细胞无细胞核和细胞器，细胞质内含有大量角蛋白。角质层对酸、碱、机械摩擦等有较强的抵抗力，并能防止病原体的入侵和体内物质的丢失，是人体体表的一道重要的天然屏障。

（二）真皮

真皮位于表皮下，由致密结缔组织组成，可分为乳头层和网织层。

乳头层位于真皮浅层，紧邻表皮基底层，并向表皮基底部突出，形成乳头状隆起，称真皮乳头。网织层位于乳头层下方，其内的胶原纤维粗大并交织成网，并有许多弹性纤维穿行其中，从而使皮肤具有较大的韧性和弹性，此层内还有较大的血管、淋巴管、神经、汗腺、皮脂腺、毛囊及环层小体等。

皮下组织，也称浅筋膜，虽不属于皮肤，但借此将皮肤与深部组织连接在一起，使皮肤具有一定的可动性。皮下组织由疏松结缔组织和脂肪组织构成，脂肪组织的含量随年龄、性别和部位不同而异。皮下组织有保持体温和缓冲机械压力的作用。临床上行皮下注射时，即将药物注入此层，而皮内注射则是将药物注入真皮内。

考点：皮内注射的部位

皮内注射术

皮内注射术主要用于药物的过敏试验。临床上做青霉素过敏试验时，药物被注射到真皮浅层，这里有许多肥大细胞，如果它们已对青霉素处于致敏状态，那么很快便会脱颗粒，在局部形成类似荨麻疹的红晕硬块。由于该部位游离神经末梢丰富，故皮内注射疼痛明显。用于过敏试验时宜取前臂掌侧下段正中部，因该处皮肤较薄，角化程度低，且皮肤颜色较淡，易于注射和辨认局部反应。用于预防接种时，常选择在三角肌下缘处进行。

　图 9-19　皮肤附属器模式图

二、皮肤的附属器

皮肤的附属器包括毛、皮脂腺、汗腺和指（趾）甲，是胚胎发生时由表皮衍生的附属结构（图 9-19）。

（一）毛

人体皮肤除手掌、足底外，均有毛分布。毛由毛干和毛根组成。露于体表的部分称毛干，包埋于皮肤内的部分称毛根。毛根周围有毛囊包裹。毛根和毛囊末端形成的膨大称毛球。毛球底面内凹，由富含毛细血管和神经的结缔组织陷入，称毛乳头。毛乳头对毛的生长起诱导作用。毛的一侧附有一束斜行的平滑肌，称立毛肌，收缩时可使毛竖起。

（二）皮脂腺

皮脂腺位于毛囊与立毛肌之间，导管短，开口于毛囊。皮脂腺分泌皮脂，有保护毛发、润滑皮肤和抑菌作用。

（三）汗腺

汗腺为末端盘曲成团的单管状腺，开口于皮肤表面，遍布全身大部分皮肤，手掌、足底和腋窝等处最多，其分泌汗液，有湿润皮肤、调节体温及水盐代谢等作用。

此外，在腋窝、会阴等处还含有一种大汗腺，其分泌物较黏稠，经细菌分解后产生特殊气味，称狐臭。大汗腺在青春期比较发达，分泌旺盛，随年龄的增长而逐渐退化。

（四）指（趾）甲

指（趾）甲是由表皮角质层增厚而成的扁平板状结构，位于手指和足趾远端的背面。甲外露的部分为甲体，甲体深面的皮肤为甲床。甲体近侧埋于皮肤内的部分为甲根。甲根附着处的甲床特别厚，是甲的生长点，称甲母质。甲体两侧和近侧的皮肤称甲襞，甲体与甲襞之间的沟称甲沟。甲对指（趾）末节起保护作用。

小　结

感觉器是感受器及其附属结构的总称。眼由眼球和眼副器构成，光线从眼外到达视网膜要经过角膜、房水、晶状体和玻璃体构成的屈光系统。耳由外耳、中耳和内耳构成，膜迷路内的壶腹嵴、椭圆囊斑和球囊斑是位觉感受器，蜗管螺旋膜上的螺旋器则是听觉感受器。

自　测　题

一、选择题

（一）A₁ 型题

1.产生房水的结构是（　　）

A.睫状体　　　　　B.晶状体

C.泪腺　　　　　　D.眼房

E.玻璃体

2.视网膜感光和辨色最敏锐的部位是（　　）

A.视神经盘　　　　B.黄斑

C.中央凹　　　　　D.视网膜视部

E.玻璃体

3.下列哪个结构属于听觉感受器（　　）

A.壶腹嵴　　　　　B.螺旋器

C.椭圆囊斑　　　　D.球囊斑

E.鼓膜

4.在成人，临床检查鼓膜时需将耳郭拉向（　　）

A.后下方　　　　　B.下方

C.后上方　　　　　D.上方

E.前上方

5.关于鼓室的描述，错误的是（　　）

A.内含空气　　　　B.内有听小骨

C.内含外淋巴　　　D.内衬黏膜

E.有 6 个壁

（二）X 型题

6.眼球内容物包括（　　）

A.房水　　　　　　B.晶状体

C.虹膜　　　　　　D.玻璃体

E.视网膜

7.眼的屈光装置包括（　　）

A.虹膜　　　　　　B.玻璃体

C.晶状体　　　　　D.角膜

E.房水

8.位置觉感受器包括（　　）

A.壶腹嵴　　　　　B.螺旋器

C.骨壶腹　　　　　D.椭圆囊斑

E.球囊斑

二、简答题

1.简述房水的产生和循环途径。

2.光线从外界进入眼球到达视网膜需经过哪些结构？

（姜晓燕）

神 经 系 统

引 言

　　神经系统是人体结构和功能最复杂的系统。人体各种感觉的产生以及体内各系统和器官的功能活动都是在神经系统的调控下完成的。那么神经系统的这些功能是依靠哪些结构完成的呢？下面就让我们通过这一章的学习来了解神经系统的相关知识。

　　神经系统按其所在位置分为中枢神经系统和周围神经系统（图 10-1）。中枢神经系统包括脑和脊髓；周围神经系统包括脑神经、脊神经和内脏神经。根据所分布的对象不同，周围神经系统又可分为躯体神经和内脏神经。

图 10-1　神经系统概况

　　神经系统在调节机体活动时，对内、外环境的刺激做出的反应，称为反射。反射的结构基础是反射弧，由感受器、传入（感觉）神经、中枢、传出（运动）神经和效应器构成（图 10-2）。反射是神经系统的基本活动方式。若反射弧任何一部分损伤，都会出现反射障碍。因此，临床上常用检查反射活动来诊断神经系统的疾病。

考点：神
经系统的
常用术语

　　在神经系统中，不同部位的神经元胞体和突起聚集方式不同而具有不同的术语。

　　在中枢神经系统内，神经元胞体和树突聚集处，在新鲜标本上色泽灰暗，称为灰质，大脑和小脑表面的灰质，称为皮质。

　　在中枢神经系统内，神经纤维集聚处，在新鲜标本上色泽白亮，称为白质，大脑和小脑深部的白质，称为髓质。

　　形态和功能相似的神经元胞体聚集形成的团块，在中枢神经系统内，称为神经核；在周围神经系统内，称为神经节。

　　在中枢神经系统内，起止、行程和功能相同的神经纤维聚集成束，称为纤维束。

图 10-2 反射弧示意图

在周围神经系统内，由不同功能的神经纤维聚集成束，并被结缔组织包裹形成圆索状的结构，称为神经。

在中枢神经系统内，由灰质和白质混合而形成的结构，称为网状结构。

第1节 中枢神经系统

一、脊 髓

（一）脊髓的位置和外形

脊髓位于椎管内，上端在枕骨大孔处与延髓相连，下端在成人平第 1 腰椎下缘，新生儿约平第 3 腰椎下缘。

脊髓呈前后略扁的圆柱形，全长粗细不等，有两处膨大，即颈膨大和腰骶膨大。脊髓末端变细呈圆锥状，称为脊髓圆锥，其向下延续为一条无神经组织的细丝止于尾骨的背面，称为终丝（图 10-3）。在脊髓圆锥下方，腰、骶、尾神经根围绕终丝形成马尾。

脊髓表面有 6 条纵行的沟裂。前面正中的深沟为前正中裂；后面正中的浅沟为后正中沟。在脊髓的两侧，还有左右对称的前外侧沟和后外侧沟。前外侧沟是前根从脊髓发出的位置，后外侧沟是后根进入脊髓的部位（图 10-4）。脊神经前根与后根在椎间孔处合成脊神经，共有 31 对。与每对脊神经相连的一段脊髓，称为一个脊髓节段。脊髓有 31 个节段，即颈段 8 节、胸段 12 节、

考点：脊髓的位置

图 10-3 脊髓的外形
A. 前面；B. 后面

图 10-4　脊髓结构示意图

图 10-5　脊髓节段与
椎骨序数的关系模式图

腰段 5 节、骶段 5 节和尾段 1 节（图 10-5）。

（二）脊髓的内部结构

脊髓中央有贯穿全长的纵行小管，称为中央管。在脊髓横切面上，可见到中央管周围有呈蝶形或"H"形的灰质，灰质的周围为白质（图 10-6）。此外，在灰质和白质交界处，还有网状结构。

1. 灰质　纵贯脊髓全长，每侧灰质分别向前方和后方伸出前角（柱）和后角（柱），前角主要由运动神经元的胞体构成，后角主要由联络神经元胞体构成。在脊髓胸 1 至腰 3 节段的前、后角之间还有向

图 10-6　脊髓横切面模式图

外侧突出的侧角（柱），内含交感神经元。骶髓 2～4 节段相当于侧角的部位，含有副交感神经元，称为骶副交感核。

2. 白质　位于灰质的周围，每侧白质又被脊髓的纵沟分为 3 个索。前正中裂和前外侧沟之间为前索；后正中沟和后外侧沟之间为后索；前、后外侧沟之间为外侧索。各索由传导神经冲动的上、下行纤维束构成。其中上行的纤维束主要有脊髓丘脑束、薄束和楔束等；下行的纤维束主要有皮质脊髓束等。

（1）脊髓丘脑束：上行于前索和外侧索的前半部，其传导对侧躯干和四肢的痛觉、温度觉、粗触觉和压觉冲动。

（2）薄束和楔束：位于后索内，主要传导同侧躯干和四肢肌、腱和关节等处的位置觉、运动觉和振动觉及精细触觉（辨别两点距离和物体的纹理粗细等）。

（3）皮质脊髓束：起于大脑皮质躯体运动区，经内囊和脑干下行至延髓锥体交叉处，大部分纤维交叉至对侧，不交叉的纤维下行于脊髓前正中裂两侧。

（三）脊髓的功能

1. 传导功能　脊髓内上、下行纤维束是联系脑与躯干、四肢感受器和效应器的重要结构。

2. 反射功能　脊髓是内脏反射、躯体反射的低级中枢，如排便反射和膝跳反射等。

案例 10-1

　　某高血压患者突然昏倒，意识恢复后，说话不清楚，经检查：患者右侧肢体不能运动，肌肉僵硬，肱二头肌反射亢进，右侧鼻唇沟变浅，嘴角歪向左侧，伸舌时舌尖偏向右侧。右半身痛觉丧失，双眼右半视野偏盲。

问题：1. 该患者病变位于何处？
　　　　2. 患者为什么出现上述症状？

二、脑

脑位于颅腔内，可分为脑干、小脑、间脑和端脑 4 部分，脑干自上而下由中脑、脑桥和延髓组成（图 10-7）。

图 10-7　脑的正中矢状面及脑干的组成

（一）脑干

脑干上接间脑，下连脊髓，背侧与小脑相连。中脑内有一狭窄的管道为中脑导水管（图 10-8、图 10-9）。

1. 脑干的外形

（1）腹侧面：延髓腹侧面正中有与脊髓相续的前正中裂，其上部两侧各有一纵行隆起，称为锥体，锥体的下方形成锥体交叉。延髓向上借横行的延髓脑桥沟与脑桥分界（图 10-8）。

考点：脑干的形态

图 10-8　脑干腹侧面

图 10-9　脑干背侧面

　　脑桥腹侧面宽阔而膨隆，称为脑桥基底部。基底部正中有一纵行浅沟，称为基底沟，有基底动脉通过。基底部外侧逐渐变窄，借小脑脚与背侧的小脑相连。

　　中脑位于脑干的最上部，两侧粗大的柱状结构，称为大脑脚，两脚之间的凹陷为脚间窝。

　　（2）背侧面：延髓下部后正中沟两侧可见两对隆起，内侧的为薄束结节，内有薄束核；外侧的为楔束结节，内有楔束核。延髓背侧面的上部和脑桥共同形成菱形凹陷，称为菱形窝，构成第四脑室底（图 10-9）。

　　中脑的背侧面有两对隆起，上方的称为上丘，参与视觉反射；下方的称为下丘，参与听觉反射。

　　脑神经共有 12 对，与脑干相连的有 10 对，其中与中脑相连的有动眼神经和滑车神经；与脑桥相连的有三叉神经、展神经、面神经和前庭蜗神经；与延髓相连的有舌咽神经、迷走神经、副神经和舌下神经。

　　2. 脑干内部结构　由灰质、白质和网状结构组成。

　　（1）灰质：脑干的灰质被神经纤维分隔成许多团块状结构，称为神经核。其中与脑神经相连的，称为脑神经核；不与脑神经相连的，称为非脑神经核。

　　（2）白质：主要由上、下行纤维束构成。

　　1）上行纤维束，包括：①脊髓丘系，传导对侧躯干和四肢的痛、温、粗触觉和压觉；②内侧丘系，传导对侧躯干和四肢的本体感觉和精细触觉；③三叉丘系，传导对侧头面部的痛、温、触压觉。

　　2）下行纤维束，包括：①皮质脊髓束，管理躯干及对侧肢体骨骼肌的随意运动；②皮质核束，管理双侧头面部骨骼肌。但睑裂以下的表情肌和舌肌只接受对侧的皮质核束管理。

　　（3）网状结构：在脑干的中央区域，纵横纤维交织成网，其间散布着大小不等的神经细胞团块。

3．脑干的功能

（1）传导功能：大脑皮质与小脑、脊髓相互联系的上、下行纤维束都要经过脑干。

（2）反射功能：脑干内有许多反射中枢。如延髓内有心血管活动中枢和呼吸中枢，合称"生命中枢"；脑桥内有角膜反射中枢；中脑内有瞳孔对光反射中枢等。

（3）网状结构的功能：维持大脑皮质觉醒、调节骨骼肌张力和内脏活动等。

（二）小脑

1．小脑的位置和外形　小脑位于颅后窝内，在延髓和脑桥的背侧，借小脑脚与脑干相连。小脑与脑干之间的腔隙为第四脑室。

小脑两侧膨隆的部分，称为小脑半球，中间窄细的部分，称为小脑蚓。小脑半球下面近枕骨大孔处的膨出部分，称为小脑扁桃体。当颅内压增高时，小脑扁桃体可嵌入枕骨大孔压迫延髓，形成枕骨大孔疝或称为小脑扁桃体疝，危及生命（图 10-10）。

图 10-10　小脑的外形
A．上面观；B．下面观

2．小脑的内部结构　小脑表面的灰质为小脑皮质，小脑深面的白质为小脑髓质，小脑髓质内有数对灰质核团，称为小脑核，是小脑向外发出传出纤维的部位。

3．小脑的功能　小脑具有维持身体平衡、调节肌张力、协调骨骼肌运动等功能。

4．第四脑室　是位于延髓、脑桥与小脑之间的腔隙，呈四棱锥状，其底为菱形窝，顶朝向小脑。第四脑室向上借中脑导水管与第三脑室相通，向下与脊髓中央管相续，并借1 个正中孔和 2 个外侧孔与蛛网膜下隙相通。第四脑室内的脉络丛，有分泌脑脊液的功能（图 10-11）。

图 10-11　第四脑室脉络组织

（三）间脑

间脑位于中脑和端脑之间，主要由背侧丘脑、后丘脑和下丘脑等组成。间脑内部的矢状位腔隙为第三脑室（图 10-12）。

图 10-12 间脑内侧面

1. **背侧丘脑** 又称丘脑，是间脑背侧的 1 对卵圆形灰质团块，外邻内囊，内邻第三脑室。背侧丘脑内部被"Y"形的内髓板分成前核群、内侧核群和外侧核群（图 10-13）。

图 10-13 背侧丘脑模式图

图 10-14 下丘脑的主要核团

2. **后丘脑** 位于丘脑后外下方的一对隆起，分别称内侧膝状体和外侧膝状体。内侧膝状体与听觉冲动的传导有关；外侧膝状体与视觉冲动的传导有关。

3. **下丘脑** 位于背侧丘脑的前下方，主要由视交叉、灰结节和乳头体组成。灰结节向下移行为漏斗，其末端连有垂体。下丘脑是调节内脏活动的较高级中枢，具有调节体温、摄食、水盐平衡和内分泌活动等功能（图 10-14）。

4. **第三脑室** 是位于两侧背侧丘脑和下丘脑之间的矢状位腔隙，向下借中脑导水管与第四脑室相通，前部借室间孔与端脑的侧脑室相通。

（四）端脑

端脑被大脑纵裂分为左、右大脑半球，并借胼胝体相连接。大脑半球与小脑之间有大脑横裂。

1. 大脑半球的外形及分叶　大脑半球表面凸凹不平，凹陷处为大脑沟，沟之间的隆起为大脑回。每侧大脑半球分为上外侧面、内侧面和下面，并借 3 条叶间沟分为 5 个叶（图 10-15～图 10-17）。

图 10-15　大脑半球（上外侧面）

图 10-16　大脑半球（内侧面）

（1）大脑半球的叶间沟：外侧沟位于大脑半球的上外侧面，自前下斜行向后上方；中央沟自半球上缘中点稍后，沿上外侧面斜向前下；顶枕沟位于半球内侧面后部，自下斜向后上。

（2）大脑半球的分叶：额叶为外侧沟之上，中央沟之前的部分；顶叶为中央沟之后，顶枕沟之前的部分；颞叶为外侧沟以下的部分；枕叶位于顶枕沟后方；岛叶位于外侧沟的深部。

2. 大脑半球重要的脑沟和脑回

（1）上外侧面：额叶可见到与中央沟平行的中央前沟，两沟之间的脑回称为中央前回。自中央前沟向前发出额上沟和额下沟，两沟上、下方的脑回分别称为额上回、额中回和额下回。在外侧沟的下壁上有数条斜行向内的短回，称为颞横回，在颞上沟和外侧沟之间还可见到颞上回。在顶叶，有与中央沟平行的中央后沟，两沟之间的脑回称为中央后回，围绕在外侧沟末端

考点：大脑半球的叶间沟和分叶

图 10-17　大脑半球（下面）

的脑回，称为**缘上回**，围绕在颞上沟末端的脑回，称为**角回**（图 10-15）。

（2）内侧面：在中央可见呈弓状的**胼胝体**，围绕胼胝体的上方，有弓状的**扣带回**及位于扣带回中部上方的**中央旁小叶**，它是中央前回和中央后回在内侧面的延续。在枕叶，还可见到**距状沟**，距状沟与顶枕沟之间的区域，称为**楔叶**（图 10-16）。

（3）下面：在额叶下面前端有一椭圆形结构，称为**嗅球**，与嗅神经相连；嗅球向后延续成**嗅束**，嗅球与嗅束均与嗅觉传导有关（图 10-17）。在颞叶下面有两条前后走行的沟，外侧为**枕颞沟**，内侧为**侧副沟**。侧副沟内侧的脑回，称为**海马旁回**，其前端弯向后

上，称为**钩**。

考点：大脑半球的内部结构

考点：大脑皮质的机能定位

扣带回、海马旁回及钩等共同组成**边缘叶**。边缘叶及其邻近的皮质及皮质下结构共同组成**边缘系统**。边缘系统与内脏活动、情绪反应、学习和记忆等有关。

3. **大脑半球的内部结构**　大脑半球表面的灰质又称**大脑皮质**；深面的白质又称**大脑髓质**，髓质内埋藏着一些灰质团块，称为**基底核**。大脑半球内的腔隙，称为**侧脑室**。

（1）大脑皮质的功能定位：人类在进化过程中，在大脑皮质的不同部位，逐渐形成对某些反射活动的相对集中区，称为**大脑皮质的功能定位**（图 10-18、图 10-19）。

图 10-18　大脑皮质的功能定位（上外侧面）

1）躯体运动区：位于中央前回和中央旁小叶的前部，管理对侧半身的骨骼肌运动。

2）躯体感觉区：位于中央后回和中央旁小叶的后部，接受对侧半身的感觉。

3）视区：位于距状沟两侧的皮质。

4）听区：位于颞横回。

5）语言中枢：是人类所特有的皮质区，包括听、说、读和写 4 个语言中枢（表 10-1）。

图 10-19 大脑皮质的功能定位（内侧面）

表 10-1 大脑皮质的语言中枢及功能障碍

语言中枢	位置	损伤后语言障碍
运动性语言中枢（说话中枢）	额下回后部	运动性失语症（不会说话）
书写中枢	额中回后部	失写症（丧失写字能力）
听觉性语言中枢（听话中枢）	颞上回后部	感觉性失语症（听不懂话）
视觉性语言中枢（阅读中枢）	角回	失读症（不懂文字含义）

在长期进化过程中，人类左右两侧大脑半球在功能上有所分工，一般左侧半球在语言功能上占优势，右侧半球在音乐欣赏、空间辨认等方面占优势。

（2）基底核：为大脑髓质内灰质团块的总称，包括尾状核、豆状核和杏仁体等（图 10-20）。

图 10-20 纹状体和背侧丘脑示意图

1）纹状体：包括豆状核和尾状核。豆状核位于背侧丘脑的外侧，可分为外侧的壳和内侧的苍白球两部分。尾状核围绕在豆状核和背侧丘脑周围，呈 "C" 形弯曲，分为头、体、尾 3 部分。纹状体具有调节肌张力和协调肌群运动等功能。

2）杏仁体：与尾状核的尾部相连，与内脏活动和情绪的产生等有关。

（3）大脑髓质：位于皮质的深面，由大量的神经纤维组成，可分为联络纤维、连合纤维及投射纤维。

1）联络纤维：是联系同侧大脑半球回与回或叶与叶之间的纤维。

2）连合纤维：是联系左、右两侧大脑半球的横行纤维，主要有胼胝体等。

3）投射纤维：是联系大脑皮质和皮质下结构的上、下行纤维，这些纤维大部分经过内囊。

内囊是位于背侧丘脑、尾状核与豆状核之间的白质纤维板。在大脑水平切面上，内囊呈 ">

＜"形，可分为 3 部分：**内囊前肢**位于豆状核与尾状核之间；**内囊后肢**位于豆状核与背侧丘脑之间；前、后肢相交处称为**内囊膝**，内有皮质核束通过（图 10-21）。

图 10-21　内囊示意图

考点：内
囊的概念　（4）侧脑室：位于大脑半球内，左右各一，借室间孔与第三脑室相通，室腔内有脉络丛，可分泌脑脊液（图 10-22）。

图 10-22　脑室的投影

案例分析 10-1

该患者病变位于内囊，由于内囊内有重要的上行感觉纤维束和下行运动纤维束通过，因此当一侧内囊损伤广泛时，患者会出现对侧半身浅、深感觉障碍、对侧半身的运动障碍及双眼对侧半视野偏盲，即临床上所谓的"三偏症"。

三、脑和脊髓的被膜

脑和脊髓的表面有 3 层被膜，由外向内依次为硬膜、蛛网膜和软膜。它们对脑和脊髓具有保护、营养和支持作用。

（一）脊髓的被膜

1. **硬脊膜** 为厚而坚韧的致密结缔组织膜，呈管状包绕脊髓。硬脊膜上端附着于枕骨大孔边缘，与硬脑膜延续；下端附于尾骨。硬脊膜与椎管之间的狭窄腔隙，称为**硬膜外隙**，容纳脊神经根、疏松结缔组织、脂肪、淋巴管和静脉丛等。临床将麻醉药物注入此腔隙以阻断脊神经的传导，称为**硬膜外麻醉**（图 10-23）。

考点：蛛网膜下隙和硬膜外隙

图 10-23　脊髓的被膜

2. **脊髓蛛网膜** 为薄而透明的薄膜，向上与脑蛛网膜相延续。脊髓蛛网膜与软脊膜之间的腔隙，称为**蛛网膜下隙**，内含脑脊液。蛛网膜下隙在脊髓下端至第 2 骶椎之间扩大，称为**终池**，内有马尾。临床上常在第 3、4 或第 4、5 腰椎之间进行腰椎穿刺。

3. **软脊膜** 紧贴脊髓表面，薄而富含血管，在脊髓下端移行为终丝。

（二）脑的被膜

1. **硬脑膜** 由内、外两层构成，外层即颅骨内面的骨膜，内层较为坚厚。硬脑膜与颅盖骨结合疏松，颅顶骨折时常因硬膜血管损伤而在硬脑膜与颅骨之间形成硬膜外血肿。硬脑膜在颅底处则与颅骨结合紧密，故颅底骨折时，易将硬脑膜和脑蛛网膜同时撕裂，使脑脊液外漏。硬脑膜内层折叠成隔幕，深入脑的各裂隙中，起固定和承托作用（图 10-24）。

图 10-24　脑的被膜及形成的结构

图 10-25　蛛网膜粒

（1）大脑镰：形如镰刀，深入大脑纵裂中。

（2）小脑幕：呈半月形，深入大脑横裂中。小脑幕前缘游离，称为小脑幕切迹，切迹前邻中脑。当颅内压增高时，两侧海马旁回和钩可被挤入小脑幕切迹下方，形成小脑幕切迹疝。

硬脑膜在某些部位两层分开，构成含静脉血的腔隙，称为硬脑膜窦，主要有上矢状窦、下矢状窦、直窦、横窦、乙状窦和海绵窦等。硬脑膜窦收集颅内静脉血，并与颅外静脉相通。

2. 脑蛛网膜　其在上矢状窦周围形成许多颗粒状突起，突入上矢状窦内，称为蛛网膜粒。脑脊液通过蛛网膜粒渗入上矢状窦，这是脑脊液回流入静脉的重要途径（图 10-25）。

3. 软脑膜　为富含血管的薄膜，紧贴于脑的表面，对脑有营养作用。在脑室附近，软脑膜、脑室毛细血管丛与室管膜上皮共同形成脉络丛，可产生脑脊液。

四、脑脊液及其循环

脑脊液是由各脑室内的脉络丛产生的无色透明液体，流动于脑室及蛛网膜下隙内，有运输营养物质、带走代谢产物、减缓外力对脑的冲击和调节颅内压等作用。成人脑脊液总量平均约 150ml。当脑发生某些疾病时，脑脊液的成分出现变化，可抽取脑脊液进行检验，以助诊断。当脑脊液循环受阻时，可引起颅内压增高和脑积水（图 10-26）。脑脊液的循环途径

图 10-26　脑脊液循环模式图

如下：

左、右侧脑室→室间孔→第三脑室→中脑导水管→第四脑室→正中孔和外侧孔→蛛网膜下隙→蛛网膜粒→上矢状窦→颈内静脉。

考点：脑脊液的循环

知识链接 　　　　　　　　　　　　　　　腰椎穿刺术

　　腰椎穿刺术是将穿刺针经皮肤刺入蛛网膜下隙，由于腰椎的棘突水平伸向后方而且成人的脊髓末端平第 1 腰椎体下缘，新生儿的脊髓末端达第 3 腰椎体下缘，因此在第 3 腰椎以下的椎管内无脊髓，临床上常选择在第 3、4 或第 4、5 腰椎棘突间隙进行腰椎穿刺而不会伤及脊髓。其依次穿过皮肤、浅筋膜、棘上韧带、棘间韧带、黄韧带、硬膜外隙、硬脊膜、蛛网膜而达蛛网膜下隙。

五、脑和脊髓的血管

（一）脊髓的血管

1. 脊髓的动脉　来源于椎动脉和节段性动脉。椎动脉发出 1 条脊髓前动脉和 2 条脊髓后动脉，沿脊髓表面下降，并与肋间后动脉和腰动脉等发出的节段性动脉吻合成网，分支营养脊髓（图 10-27）。

2. 脊髓的静脉　较动脉多而粗，分布大致与动脉相同，收集脊髓内的小静脉后，汇合成脊髓前、后静脉注入椎内静脉丛。

（二）脑的血管

1. 脑的动脉　脑的动脉供应主要来自颈内动脉和椎动脉，前者供应大脑半球前 2/3 和部分间脑，其主要分支为大脑前动脉、大脑中动脉和后交通动脉等；后者供应大脑半球后 1/3、间脑后部、小脑和脑干，其主要分支为大脑后动脉（图 10-28、图 10-29）。颈内动脉和椎动脉在大脑的分支可分为皮质支和中央支，皮质支营养皮质和髓质浅层；中央支营养间脑、基底核和内囊等。

图 10-27　脊髓的动脉

图 10-28　大脑半球上外侧面的动脉

大脑动脉环（Willis 环）：在脑的下面，由前交通动脉、大脑前动脉起始段、颈内动脉末端、后交通动脉和大脑后动脉起始段彼此吻合而成（图 10-30）。

2. 脑的静脉　不与动脉伴行，脑的静脉血主要由硬脑膜窦收集，最终汇入颈内静脉（图 10-31）。

图 10-29　大脑半球内侧面的动脉

胼胝体周围动脉
中央旁动脉
顶枕支
大脑前动脉
大脑后动脉

图 10-30　大脑动脉环

皮质支
大脑前动脉
大脑中动脉
颈内动脉
前交通动脉
脉络丛前动脉
后交通动脉
大脑后动脉
基底动脉
脊髓前动脉
椎动脉

图 10-31　大脑浅静脉

上矢状窦
大脑上静脉
上吻合静脉
下吻合静脉
横窦
乙状窦
大脑下静脉
大脑中浅静脉

第 2 节　周围神经系统

周围神经系统包括脊神经、脑神经和内脏神经 3 部分。

一、脊　神　经

脊神经共 31 对，包括 8 对颈神经、12 对胸神经、5 对腰神经、5 对骶神经和 1 对尾神经。每对脊神经借运动性前根与感觉性后根与脊髓相连，二者在椎间孔处汇合成脊神经。后根在近椎间孔处有一椭圆形膨大，称脊神经节（图 10-32）。

图 10-32　脊神经的纤维成分及其分布示意图

脊神经出椎间孔后分为前、后两支。后支细小，主要分布于躯干背侧的深层肌和皮肤；前支粗长，主要分布于躯干前外侧和四肢的骨骼肌和皮肤等处。除第 2～11 对胸神经的前支外，其余脊神经前支分别交织成神经丛，包括颈丛、臂丛、胸神经前支、腰丛和骶丛。

（一）颈丛

颈丛由第 1～4 颈神经前支组成，位于胸锁乳突肌上部的深面，其主要分支有：

1. 皮支　较粗大，位置表浅，由胸锁乳突肌后缘中点附近穿出，其穿出点为颈部皮肤的阻滞麻醉点（图 10-33）。

2. 膈神经　其经锁骨下动、静脉之间入胸腔，经过肺根的前方，在心包与纵隔胸膜之间下行至膈。其运动纤维支配膈；感觉纤维分布于心包、胸膜和膈下的部分腹膜。右膈神经的感觉纤维还分布于肝和胆囊等处的浆膜（图 10-34）。

（二）臂丛

臂丛由第 5～8 颈神经的前支和第 1 胸神经前支的大部分纤维组成（图 10-35）。臂丛经锁骨中点后方入腋窝，围绕腋动脉排列。臂丛的主要分支有：

1. 肌皮神经　肌支支配肱二头肌等，皮支分布于前臂前面外侧部的皮肤（图 10-36）。

2. 正中神经　自臂丛发出后，沿肱二头肌内侧伴肱动脉下行至肘窝。在前臂浅、深层肌之

考点：臂丛的分支、分布

图 10-33 颈丛的皮支

图 10-34 膈神经

图 10-35 臂丛的组成

间下行，经腕至手掌（图 10-36、图 10-37）。肌支主要支配前臂前群桡侧的屈肌、手掌外侧群肌；皮支分布于手掌桡侧半、桡侧三个半指掌面及中、远节背侧面的皮肤。

3. 尺神经 伴肱动脉内侧下行至臂中部，经尺神经沟入前臂，伴尺动脉下行至手掌。肱骨下端骨折易伤及尺神经。肌支支配前臂前群尺侧的屈肌、手掌内侧和中间群肌；皮支分布于手掌尺侧半及尺侧一个半指掌面皮肤、手背尺侧半和尺侧两个半指背面的皮肤（图 10-37、图 10-38）。

4. 桡神经 沿桡神经沟向外下至肱骨外上髁上方，经前臂背侧浅、深群肌之间下行。肌支支配臂肌后群和前臂肌后群；皮支分布于臂背面和前臂背面皮肤、手背桡侧半和桡侧两个半指近节背面皮肤。肱骨中段骨折易伤及桡神经。

5. 腋神经 绕肱骨外科颈至三角肌深面，肌支支配三角肌等；皮支分布于肩部等处的皮肤。肱骨外科颈骨折易伤及腋神经。

（三）胸神经前支

胸神经前支共 12 对，除第 1 对胸神经前支的大部分和第 12 对胸神经前支的小部分分别参与组成臂丛和腰丛外，其余均不形成神经丛。第 1～11 对胸神经前支走行于相应的肋间隙中，称肋间神经。第 12 胸神经前支行于第 12 肋下缘，称肋下神经（图 10-39）。胸神经前支的肌支支配肋间肌和腹肌的前外侧群，皮支分布于胸、腹部的皮肤以及胸膜和腹膜壁层。

胸神经前支的皮支在胸、腹壁的分布有明显的节段性，呈环带状分布。T_2 平胸骨角平面，T_4 平乳头平面，T_6 平剑突平面，T_8 平肋弓平面，T_{10} 平脐平面，T_{12} 平脐与耻骨联合上缘连线

图 10-36　上肢的神经

A. 左侧、前面；B. 右侧、后面

图 10-37　手掌前面的神经

图 10-38 手掌后面的神经

图 10-39 胸神经前支

中点平面。

（四）腰丛

腰丛由第 12 胸神经前支的一部分和第 1～3 腰神经前支及第 4 腰神经前支的一部分组成，位于腹后壁腰大肌深面（图 10-40）。腰丛的主要分支有如下：

图 10-40 腰、骶丛的组成

1. 髂腹下神经和髂腹股沟神经　两者主要分布于腹股沟区的肌和皮肤。髂腹股沟神经还分布于阴囊或大阴唇的皮肤。

2. 股神经　经腹股沟韧带深面，于股动脉外侧进入股三角，分布于大腿前群肌和大腿前面的皮肤。股神经最长的皮支称隐神经，伴大隐静脉下行至足内侧缘，分布于小腿内侧面和足背内侧缘皮肤（图 10-41）。

3. 闭孔神经　穿闭孔出盆腔，分布于大腿内侧群肌、大腿内侧面的皮肤及髋关节。

（五）骶丛

骶丛位于骶骨和梨状肌前面，由腰骶干（由第 4 腰神经前支的一部分和第 5 腰神经前支组成）及全部骶神经和尾神经的前支组成（图 10-42）。骶丛的主要分支有如下：

图 10-41　下肢前面的神经　　　　　图 10-42　下肢后面的神经

1. 臀上神经　伴臀上动、静脉经梨状肌上孔出盆腔，支配臀中肌和臀小肌。

2. 臀下神经　伴臀下动、静脉经梨状肌下孔出盆腔，支配臀大肌。

3. 阴部神经　伴阴部内动、静脉经梨状肌下孔出盆腔，分布于会阴部和外生殖器。

4. 坐骨神经　是全身最粗、最长的神经，经梨状肌下孔出盆腔，在臀大肌深面，经股骨大转子和坐骨结节之间至股后，在股二头肌深面下行至腘窝上方分为胫神经和腓总神经。坐骨神经在下行途中发出肌支支配大腿后群肌。

（1）胫神经：续于坐骨神经，下行于腘窝内，于小腿肌后群浅、深层肌之间伴胫后动脉下行，经内踝后方至足底，分为足底内、外侧神经，分布于足底的肌肉和皮肤。

（2）腓总神经：沿腘窝外侧缘下行，绕腓骨颈外侧向前下分为腓浅、深神经。腓浅神经分布于小腿外侧群肌及小腿外侧面、足背和第 2～5 趾背的皮肤。腓深神经分布于小腿前群肌、足背肌和第 1～2 趾相对缘的皮肤。

二、脑 神 经

脑神经共 12 对，其排列顺序一般用罗马数字表示，分别是 Ⅰ 嗅神经、Ⅱ 视神经、Ⅲ 动眼神经、Ⅳ 滑车神经、Ⅴ 三叉神经、Ⅵ 展神经、Ⅶ 面神经、Ⅷ 前庭蜗神经、Ⅸ 舌咽神经、Ⅹ 迷走神经、Ⅺ 副神经、Ⅻ 舌下神经。脑神经按所含纤维成分的不同可分为 3 类：感觉性神经、运动性神经和混合性神经（图 10-43）。

图 10-43　脑神经概况

（一）三叉神经（Ⅴ）

三叉神经为混合性神经，是最粗大的脑神经，其运动纤维支配咀嚼肌等，感觉纤维的胞体位于三叉神经节内，其周围突组成三叉神经的三大分支，称为眼神经、上颌神经和下颌神经，分布于面部的皮肤、口腔、鼻腔、鼻旁窦的黏膜等处（图 10-44、图 10-45）。

1. 眼神经　为感觉性神经，经眶上裂入眶，分布于额顶部、上睑和鼻背的皮肤以及眼球、泪腺、结膜和部分鼻腔黏膜。

2. 上颌神经　为感觉性神经，经圆孔出颅，再经眶下裂入眶，延续为眶下神经。分布于睑裂与口裂之间的皮肤，上颌牙、牙龈、鼻腔和口腔顶等处的黏膜。

3. 下颌神经　为混合性神经，经卵圆孔出颅并分为多支。分布于咀嚼肌、下颌牙、牙龈、

图 10-44　三叉神经的分布

图 10-45　三叉神经皮支的分布范围

舌前 2/3 和口腔底黏膜、耳颞区及口裂以下皮肤。

（二）面神经（Ⅶ）

面神经为混合性神经，含躯体运动、内脏运动、内脏感觉 3 种纤维。面神经自延髓脑桥沟外侧部出脑后，经内耳门进入面神经管，发出鼓索入鼓室，分支支配下颌下腺和舌下腺的分泌活动，管理舌前 2/3 的味蕾。躯体运动纤维经茎乳孔出颅，穿过腮腺实质向前呈辐射状发出分支，支配面部的表情肌（图 10-46）。

图 10-46　面神经在面部的分支

（三）舌咽神经（Ⅸ）

舌咽神经为混合性神经，其管理腮腺的分泌，支配茎突咽肌，并传导舌后 1/3 黏膜和味蕾及咽、中耳等处黏膜的内脏感觉冲动（图 10-47）。

图 10-47　舌咽神经、迷走神经和副神经

（四）迷走神经（Ⅹ）

迷走神经为混合性神经，是脑神经中行程最长、分布最广的神经。其主要分布到颈、胸和 考点：内
腹部多种脏器，控制平滑肌、心肌和腺体的活动，并传导这些部位的内脏感觉冲动；支配咽喉 脏神经的
肌并传导硬脑膜、耳郭和外耳道的一般感觉冲动。 分布

（五）舌下神经（Ⅻ）

舌下神经为运动性神经，支配舌肌。

三、内 脏 神 经

内脏神经主要分布于内脏、心血管和腺体，含有内脏感觉（传入）和内脏运动（传出）两
种纤维成分（图 10-48）。

图 10-48　内脏神经概况

（一）内脏运动神经

内脏运动神经与躯体运动神经相比，在形态结构和功能上有许多不同：①躯体运动神经支
配骨骼肌并受意识控制，而内脏运动神经支配平滑肌、心肌和腺体，在很大程度上不受意识控

制。②躯体运动神经只有一种纤维成分，而内脏运动神经包括交感、副交感两种神经纤维，且多数内脏器官同时接受两种纤维支配。③躯体运动神经自低级中枢至骨骼肌只有一个神经元，而内脏运动神经自低级中枢发出（节前纤维）后，须在神经节内更换神经元，再发出纤维（节后纤维）到达效应器。④躯体运动神经以神经干的形式分布于效应器，而内脏运动神经的节后纤维通常在效应器周围形成神经丛，再发出分支分布于效应器。

1. 交感神经　其低级中枢位于脊髓胸1～腰3段的灰质侧角；其周围部包括交感神经节、交感干和交感神经纤维（图10-48）。

（1）交感神经节：根据所在位置不同分为椎旁节和椎前节。椎旁节位于脊柱两侧，借节间支连成两条串珠状结构，称为交感干。椎前节位于脊柱前方，包括腹腔神经节、主动脉肾神经节、肠系膜上神经节及肠系膜下神经节等。

（2）交感神经纤维：交感神经节前纤维自低级中枢发出，进入交感干后可有3种去向：①终于相应的椎旁节；②在交感干内上升或下降，然后终于上方或下方的椎旁节；③穿过椎旁节终于椎前节。交感神经节后纤维也有3种去向：①直接分布到所支配的效应器；②返回脊神经，随脊神经分布至头颈部、躯干和四肢的血管、汗腺和立毛肌；③攀附动脉走行，在动脉外膜形成相应的神经丛。

2. 副交感神经　其低级中枢位于脑干的副交感神经核和脊髓骶部第2～4节段的骶副交感核内；其周围部包括副交感神经节和副交感神经纤维。

（1）副交感神经节：多位于器官附近或器官的壁内，故分为器官旁节和器官内节。器官旁节位于所支配器官附近。器官内节散在分布于所支配器官的壁内，又称壁内神经节。

（2）副交感神经纤维：颅部副交感神经纤维随第Ⅲ、Ⅶ、Ⅸ、Ⅹ对脑神经走行，分别在相应的副交感神经节内交换神经元后发出节后纤维分布于相应的效应器。骶部副交感神经纤维由脊髓骶副交感核发出节前纤维，在副交感神经节内交换神经元后，发出节后纤维分布于结肠左曲以下消化管、盆腔脏器及外阴等。

3. 交感神经与副交感神经的主要区别　交感神经和副交感神经都是内脏运动神经，但在形态结构、分布范围和功能上，两者有许多不同之处，主要区别见表10-2。

表 10-2　交感神经、副交感神经的主要区别

项目	交感神经	副交感神经
低级中枢位置	脊髓胸1至腰3节段侧角	脑干副交感核、脊髓骶副交感核
周围神经节	椎旁节和椎前节	器官旁节和器官内节
节前、节后纤维	节前纤维短、节后纤维长	节前纤维长、节后纤维短
分布范围	全身血管和内脏平滑肌、心肌、腺体、立毛肌、瞳孔开大肌等	部分内脏平滑肌、心肌、腺体、瞳孔括约肌、睫状肌等

（二）内脏感觉神经

内脏感觉神经接受来自内脏的刺激并将其传到中枢，产生内脏感觉。内脏感觉的特点是①正常的内脏活动一般不引起感觉，较强烈的内脏活动才能引起感觉；②内脏对切割、烧灼等刺激不敏感，而对膨胀、牵拉、冷热、化学刺激、缺血和炎症等刺激敏感；③定位不准确。

当某些内脏器官发生病变时，常在体表的一定区域产生感觉过敏或疼痛，这种现象称为牵涉性痛。例如，心绞痛时常在胸前区及左臂内侧皮肤感到疼痛，肝、胆疾患时可在右肩感到疼痛等。了解牵涉性痛的部位，对某些内脏疾病的诊断具有一定意义。

小　结

神经系统分为中枢神经系统和周围神经系统两部分，前者包括脑和脊髓；后者包括脑神经、脊神经和内脏神经。

脊髓位于椎管内，在其横断面上，灰质包括前角、侧角和后角，白质分为前索、外侧索和后索。脑位于颅腔内，分端脑、间脑、小脑和脑干4部分。脑和脊髓有3层被膜，从外向内依次是硬膜、蛛网膜和软膜。供应脑的动脉有颈内动脉和椎动脉。脑脊液由各脑室内的脉络丛产生。

脊神经共31对，除胸神经前支节段性分布外，其余脊神经前支交织成4个神经丛：颈丛、臂丛、腰丛和骶丛。脑神经共12对，其中10对与脑干相连。内脏神经主要分布于内脏、心血管和腺体，包括内脏运动神经和内脏感觉神经，其中内脏运动神经又分为交感神经和副交感神经。

自　测　题

一、选择题

（一）A₁ 型题

1. 新生儿脊髓下端平对（　　　）
A. 第3腰椎体下缘
B. 第2腰椎体下缘
C. 第1腰椎体下缘
D. 第12胸椎体下缘
E. 第11胸椎体下缘

2. 哪条神经损伤出现垂腕表现（　　　）
A. 肌皮神经　　　　B. 桡神经
C. 尺神经　　　　　D. 正中神经
E. 腋神经

3. 硬膜外麻醉将药物注入（　　　）
A. 脊髓中央管　　　B. 硬膜外隙
C. 硬脑膜窦　　　　D. 蛛网膜下隙
E. 侧脑室

4. 肱骨内上髁骨折易损伤（　　　）
A. 桡神经　　　　　B. 尺神经
C. 正中神经　　　　D. 腋神经
E. 肌皮神经

5. 桡神经损伤常见于（　　　）
A. 肱骨外科颈骨折
B. 肱骨内上髁骨折
C. 肱骨体下段骨折

D. 肱骨体中段骨折
E. 肱骨体上段骨折

6. 脑脊液产生于（　　　）
A. 蛛网膜粒　　　　B. 上矢状窦
C. 下矢状窦　　　　D. 脉络丛
E. 海绵窦

7. 大脑皮质的躯体感觉区位于（　　　）
A. 中央后回和中央旁小叶的后部
B. 距状沟的两侧
C. 中央前回和中央旁小叶的前部
D. 角回
E. 颞上回

8. 传导头面部皮肤感觉的脑神经是（　　　）
A. 面神经　　　　　B. 迷走神经
C. 三叉神经　　　　D. 舌咽神经
E. 嗅神经

9. 分布于乳头平面皮肤的胸神经前支是（　　　）
A. 第4对　　　　　B. 第6对
C. 第8对　　　　　D. 第10对
E. 第12对

10. 颅内压增高时，下列哪个结构被挤入小脑幕切迹与中脑之间形成小脑幕切迹疝（　　　）

A. 小脑半球   B. 海马旁回

C. 小脑扁桃体   D. 小脑蚓

E. 枕叶

（二）A₂ 型题

11. 患者，男性，70岁，突然昏迷，CT诊断为内囊出血，该患者不可能出现的症状为（　　）

A. 运动功能障碍

B. 深感觉功能障碍

C. 浅感觉功能障碍

D. 视觉功能障碍

E. 嗅觉功能障碍

（三）X 型题

12. 分布于手的神经（　　）

A. 正中神经   B. 尺神经

C. 桡神经   D. 肌皮神经

E. 腋神经

13. 臂丛的分支有（　　）

A. 正中神经   B. 尺神经

C. 桡神经   D. 肌皮神经

E. 腋神经

14. 关于脊髓的描述正确的是（　　）

A. 有 31 个脊髓节段

B. 成人下端平第 1 腰椎下缘

C. 具有传导功能

D. 下端变细称脊髓圆锥

E. 前面正中的浅沟为前正中沟

二、简答题

1. 简述脑脊液的循环路径。

2. 右侧内囊损伤会出现什么症状？为什么？

（周　燕）

第 11 章 内分泌系统

引言

内分泌系统与神经系统密切配合，共同维持机体内环境的稳定。那么，内分泌系统是如何组成的？它们的结构和功能怎样？让我们一起来探究人体内分泌系统的奥秘。

内分泌系统是机体的重要调节系统，它与神经系统密切联系、相互影响，共同调节机体的生长发育和各种代谢，维持内环境的稳定，并影响行为和控制生殖等。内分泌系统包括 3 部分：内分泌腺，如垂体、松果体、甲状腺、甲状旁腺、胸腺和肾上腺等，其结构独立肉眼可见（图 11-1）；内分泌组织，如胰腺内的胰岛，为分散于其他器官组织中的内分泌细胞团；内分泌细胞，为散在分布于胃肠道、呼吸道、心、肝、肺、肾等处具有内分泌功能的细胞。另外，某些神经元具有分泌激素的功能，如下丘脑的视上核及室旁核中的神经元等。

内分泌细胞的分泌物称激素。各种激素所作用的特定器官或细胞，称为该激素的靶器官或靶细胞。内分泌系统的任何器官、组织的功能亢进或低下，均可引起机体功能的紊乱，甚至导致疾病。

图 11-1　内分泌腺模式图

考点：内分泌系统的组成

案例 11-1

患者，男性，57 岁，近期发现食欲好，总是感觉口干、口渴，饮水量随之增加，但体重明显减轻，消瘦，尿量明显增多且多泡沫。查体：面容消瘦，空腹血糖 14.9mmol/L，尿糖阳性。临床诊断：糖尿病。

问题：该患者是什么结构出了问题？该结构属于哪个系统？

知识链接　　　　　　　　环境激素

所谓"环境激素"，是指由于人类的生产和生活活动而释放到环境中的、影响人和动物内分泌系统的化学物质。环境激素绝大多数属于化学合成物，如今大约有 70 多种。环境激素通过食物链进入动物或人体，在血液中循环，在脂肪中聚集，增强或阻断动物或人体内雌激素的生理效应，引起生物体激素分泌紊乱，给生殖健康和免疫功能带来伤害。

第1节 甲 状 腺

一、甲状腺的形态和位置

甲状腺是不成对的腺体，为棕红色，呈"H"形，由左、右两侧叶和连接两叶的甲状腺峡

图 11-2　甲状腺

甲状软骨
环状软骨
甲状腺侧叶
甲状腺峡
气管

组成。有时从甲状腺峡向上伸出一细长的**锥状叶**（图 11-2）。

甲状腺位于颈前部，侧叶贴附在喉下部和气管上部的侧面，上达甲状软骨中部，下达第 6 气管软骨环；其峡部多位于第 2～4 气管软骨环前面。甲状腺左、右侧叶的后外方与颈血管相邻，内侧面因与喉、气管、咽、食管、喉返神经等相邻，故当甲状腺肿大时，可压迫以上结构，出现呼吸困难、吞咽困难和声音嘶哑等症状。临床急救进行气管切开术时，应尽量避开甲状腺峡。甲状腺借结缔组织固定于喉软骨，吞咽时可随喉上下移动。

二、甲状腺的微细结构

甲状腺表面包有一层结缔组织被膜，其伸入腺实质内，将实质分为许多大小不等的小叶，每个小叶内含有大量甲状腺滤泡。滤泡之间有少量的结缔组织、丰富的毛细血管和成群的滤泡旁细胞（图 11-3）。

滤泡上皮细胞
毛细血管
滤泡旁细胞
滤泡上皮细胞
胶质
A　　　B

图 11-3　甲状腺的微细结构
A. 甲状腺结构；B. 光镜结构像

（一）甲状腺滤泡

甲状腺滤泡是由单层排列的滤泡上皮细胞构成，其内充满胶状物质。滤泡上皮细胞能合成和分泌**甲状腺素**。甲状腺素的主要功能是促进机体的新陈代谢，提高神经系统的兴奋性，促进机体的生长发育，尤其对婴幼儿的骨骼和中枢神经系统的发育有较大的影响。

（二）滤泡旁细胞

滤泡旁细胞成团积聚在滤泡之间，少量镶嵌在滤泡上皮细胞之间，滤泡旁细胞能分泌降钙素，使血钙降低。

知识链接　　　　　　　　　　甲状腺功能异常

在婴幼儿时期，若甲状腺功能低下，会出现生长发育缓慢，表现为身体矮小、智力低下、怕冷迟钝，称为呆小症；在成人若甲状腺功能低下，可引起黏液性水肿。若甲状腺功能亢进，会出现相应的甲状腺激素过多的症状。

第 2 节 甲 状 旁 腺

一、甲状旁腺的形态和位置

甲状旁腺为两对扁椭圆形棕黄色小体，大小似黄豆。分上、下 2 对，通常贴附于甲状腺侧叶的后面，有的甲状旁腺可埋入甲状腺的实质内，而使手术时寻找困难（图 11-4）。

图 11-4　甲状旁腺

二、甲状旁腺的微细结构

甲状旁腺表面包有薄层结缔组织被膜，腺细胞排列成团状或索状，其间含有少量的结缔组织和丰富的毛细血管。腺细胞主要有主细胞和嗜酸性细胞（图 11-5）。

（一）主细胞

主细胞体积较小，数量较多，可合成和分泌甲状旁腺素。甲状旁腺素可使血钙增高。血钙在甲状旁腺素和降钙素协同作用下，在体内得以维持相对稳定。

图 11-5　甲状旁腺的微细结构
A. 甲状旁腺结构；B. 光镜像

（二）嗜酸性细胞

嗜酸性细胞单个或成群分布于主细胞之间。其生理意义尚不清楚。

第 3 节　肾　上　腺

一、肾上腺的形态和位置

肾上腺呈淡黄色，左、右各一，位于腹膜后，肾的内上方。右侧为三角形，左侧近似半月形。肾上腺与肾共同包于肾筋膜内，但肾有独立的纤维囊和脂肪囊，故肾下垂时，肾上腺并不随之下垂（图 11-6）。

二、肾上腺的微细结构

肾上腺表面包有结缔组织被膜，其实质由周围的皮质和中央的髓质构成。

图 11-6　肾上腺的形态和位置
A. 肾小腺位置；B. 右肾上腺形态结构

（一）肾上腺皮质

肾上腺皮质根据其细胞的形态结构和排列方式，由表向里分为球状带、束状带和网状带 3 部分（图 11-7）。

图 11-7　肾上腺的微细结构

1. **球状带**　此层较薄，细胞呈团状排列，分泌盐皮质激素如醛固酮等，调节体内钠、钾和水的平衡。

2. **束状带**　此层最厚，细胞排列成条索状，分泌糖皮质激素，调节糖和蛋白质的代谢，另外，糖皮质激素对机体免疫系统有较强的抑制作用。

3. 网状带　此层最薄，细胞排列成索并互相连接成网。网状带细胞主要分泌雄激素和少量雌激素。

（二）肾上腺髓质

考点：肾上腺的位置和结构

肾上腺髓质位于肾上腺的中央部，主要由排列成索状或团状的髓质细胞组成，髓质细胞体积较大，呈多边形，细胞质内有许多易被铬盐染成棕黄色的嗜铬颗粒，所以髓质细胞又称嗜铬细胞。根据细胞质内颗粒的不同，髓质细胞分为 2 种。

1. 肾上腺素细胞　数量较多，分泌肾上腺素，可使心肌收缩力增强，心率加快。

2. 去甲肾上腺素细胞　数量较少，分泌去甲肾上腺素，可使血压升高。

第 4 节　垂　体

一、垂体的形态和位置

垂体色灰红，呈椭圆形，重约 0.5g，位于蝶骨体上面的垂体窝内。上端借漏斗连于下丘脑，前上方与视交叉相邻，故当垂体肿瘤时可压迫视交叉，致双眼视野偏盲（图 11-8）。垂体由腺垂体和神经垂体两部分组成。

二、垂体的微细结构

（一）腺垂体

腺垂体的细胞排列成团索状。根据其细胞的嗜色性不同可将其分为嗜酸性细胞、嗜碱性细胞和嫌色细胞 3 种（图 11-9）。

图 11-8　垂体的矢状切面

图 11-9　腺垂体的微细结构

1. 嗜酸性细胞　数量较多，细胞质内含有许多粗大的嗜酸性颗粒。嗜酸性细胞可分泌 2 种激素：①生长激素，能促进生长和代谢，特别是刺激骺软骨增殖使骨骼增长。如分泌过盛，在幼年引起巨人症，在成人发生肢端肥大症；如儿童时期生长激素分泌不足，则引起侏儒症。②催乳激素，可促进乳腺发育和乳汁分泌。

2. 嗜碱性细胞　数量较少，细胞质中含有嗜碱性颗粒。嗜碱性细胞可分泌 3 种激素：①促甲状腺激素，能促进甲状腺滤泡的增生和甲状腺激素的合成与释放；②卵泡刺激素和黄体生成素，卵泡刺激素可促进卵泡的发育，在男性则促进精子的发育，黄体生成素可促进排卵和黄体形成，在男性则刺激睾丸间质细胞分泌雄激素，所以又称为间质细胞刺激素；③促肾上腺皮质激素，可促进肾上腺皮质束状带分泌糖皮质激素。

3. 嫌色细胞　数量最多，体积小，目前认为其可能是嗜酸性细胞和嗜碱性细胞的前体或脱颗粒状态。

（二）神经垂体

神经垂体主要由大量的无髓神经纤维和神经胶质细胞组成，含有丰富的毛细血管，其无髓神经纤维由下丘脑的视上核和室旁核内神经元的轴突经漏斗到达神经垂体构成。下丘脑的视上核和室旁核内神经元能合成抗利尿激素和催产素，经轴突输送到神经垂体贮存。抗利尿激素可增强肾小管对水的重吸收，使尿量减少；催产素使妊娠子宫壁平滑肌收缩，促进分娩及乳汁分泌。

第5节　松　果　体

松果体为一椭圆形小体，呈灰红色。位于丘脑的后上方，以细柄连于第三脑室顶的后部。松果体在儿童时期较发达，一般在 7 岁以后开始退化。成年后部分钙化形成钙斑，可在 X 线片上看到，临床可作为颅 X 线片定位的一个标志。松果体能分泌褪黑激素，有抑制性成熟的作用。

⚐ 小　　结

内分泌系统由内分泌腺、内分泌组织和内分泌细胞组成。其通过分泌或释放激素来发挥对人体的新陈代谢、生长发育、生殖及内脏生理活动等的调节作用，以使机体能更好地适应内、外环境的变化。

案例分析 11-1

该患者是胰岛出现问题，胰岛是位于胰腺内的内分泌组织。内分泌系统包括内分泌器官、内分泌组织和内分泌细胞。

自　测　题

一、选择题

（一）A_1 型题

1.内分泌腺不包括（　　　）

A. 甲状腺　　　　B. 松果体

C. 胰腺　　　　　D. 垂体

E. 肾上腺

2. 儿童时期，哪种内分泌腺机能低下时，会导致呆小症（　　　）

A. 松果体　　　　B. 甲状腺

C. 垂体　　　　　D. 肾上腺

E. 甲状旁腺

3. 关于肾上腺皮质的描述，错误的是（　　　）

A. 球状带分泌盐皮质激素

B. 束状带分泌糖皮质激素

C. 网状带也分泌少量雌激素

D. 网状带也分泌雄激素

E. 以上均不正确

（二）X 型题

4.关于肾上腺的描述正确的是（　　　）

A. 为一对灰白色的腺体

B. 右肾上腺呈三角形

C. 左肾上腺呈半月形

D. 位于肾的上端被包于肾筋膜内

E. 肾上腺实质可分为皮质和髓质两部分

5. 以下哪种不是腺垂体分泌的激素（　　　）

A. 促甲状腺激素　　B. 抗利尿激素

C. 催产素　　　　D. 生长激素

E. 促性腺激素

二、简答题

1. 简述甲状腺的形态和位置。

2. 简述肾上腺皮质的分部及各部分泌的激素。

（张洪梅）

人体胚胎学概要

　　从受精到一个婴儿的诞生，很多人都会觉得孕育一个生命是一个很神奇的过程，也很好奇受精卵是怎么在母体里生长变化的，什么时候初具人形，为什么会出现双胎、多胎和连体婴儿，下面就让我们一起来探究人体胚胎的早期发育。

　　人体胚胎的发生发育过程是从受精卵形成到胎儿成熟娩出的过程，历时约 38 周。通常把胚胎的发育过程分为两个时期：①胚期，从受精至第 8 周末，此期各器官的原基已经建立，并初具人形；②胎期，从第 9 周至 38 周，此期各器官继续发育，功能也逐步完善，胎儿迅速长大。

第 1 节　生殖细胞的发育

一、精子的发生和成熟

　　精子是在睾丸的精曲小管内产生。精子的产生过程历经精原细胞、初级精母细胞、次级精母细胞、精子细胞和精子。1 个精原细胞经过成熟分裂形成 4 个精子，其染色体数目减少了一半，为 23 条（核型为 23，X 或 23，Y）（图 12-1）。

图 12-1　精子与卵子发生过程

　　精子在睾丸内生成，在附睾内成熟，但还没有受精的能力，还需进入女性生殖管道后，经女性生殖管道分泌物的作用，才能获得受精能力。精子的受精能力可维持 24 小时。

二、卵子的发生和成熟

　　从卵巢排出的卵子处于第二次成熟分裂的中期（仍为 2 倍体细胞），当次级卵母细胞与精子相遇，受到精子的激发，卵子才迅速完成第二次成熟分裂。每个初级卵母细胞，经过两次成熟分裂形成 1 个大而成熟的卵子和 3 个小的极体，都含有 23 条染色体（核型为 23，X）。若未受精，则在排卵后 12～24 小时退化（图 12-1）。

第 2 节　胚胎的早期发育

案例 12-1

　　患者，女性，28 岁，孕 3 产 0，人工流产 3 次。月经周期 30 天。停经 50 天，阴道少量流血 3 天，右下腹痛 1 小时伴里急后重感。查体：BP 75/55mmHg，P 120 次/分，面色苍白，四肢湿冷。下腹压痛、反跳痛，右侧为重，移动性浊音（＋）。盆腔检查：阴道内有少许血液，后穹窿饱满，子宫大小正常，右侧附件触及拇指大小较软之包块，触痛明显。后穹窿穿刺出 10ml 不凝血。B 超提示：宫腔内空虚，右附件区探及低回声区，内可见胚芽。辅助检查：Hb 70g/L。尿妊娠试验（＋）。

问题：

　　1. 该患者诊断为何病？

　　2. 受精卵正常植入的部位在何处？

　　3. 依此受精卵发育的成熟度其是否具备人形？

一、受　　精

　　精子和卵子结合成为受精卵的过程称受精，一般发生在排卵后的 12～24 小时以内，部位多位于输卵管壶腹部。

（一）受精的过程

　　受精时，已获能的精子通过释放顶体酶，溶解、穿过透明带和放射冠与卵接触，两者的细胞膜迅速融合，于是精子的细胞质与核进入卵内，精子的核膨大形成雄原核。在精子的激发下，次级卵母细胞立即完成第二次成熟分裂，形成成熟的卵子，其核称为雌原核。两核逐渐靠近并互相融合，核膜消失，染色体混合，形成了二倍体的受精卵，受精过程完成（图 12-2）。

考点： 受精的概念及部位

图 12-2　受精过程

（二）受精的意义

1. 受精标志新生命的开始。受精卵经生长发育，逐渐形成一个新个体。

2. 受精使遗传物质重新组合，染色体数目恢复到 23 对，46 条。由于生殖细胞在成熟分裂中发生染色体联会与交换，使新个体具双亲的遗传特性。

3. 受精决定了胎儿的性别。带有 Y 染色体的精子与卵结合，发育为男性；而带有 X 染色体的精子与卵结合，则发育为女性。

二、卵裂和胚泡形成

考点：卵裂的概念及胚泡的组成

（一）卵裂

受精卵早期进行的细胞分裂过程称卵裂。卵裂产生的子代细胞称卵裂球。在受精后 72 小时，受精卵已分裂成 12～16 个细胞，整个胚胎形似桑椹，称桑椹胚（图 12-3）。

图 12-3 排卵、受精、卵裂和植入的位置

（二）胚泡的形成

桑椹胚进入子宫腔后，细胞继续分裂增殖。卵裂球的数目继续增多，细胞间出现许多小的间隙，并逐渐融合成一个大腔，称胚泡腔，其内充满液体，此时胚胎呈囊泡状，称胚泡。胚泡的壁称滋养层，由单层细胞构成，将来会发育成绒毛膜。在胚泡腔的一侧有一团细胞，称内细胞群，将来发育为胚体和部分胎膜。与内细胞群相贴的滋养层称极端滋养层。胚泡形成后其周围的透明带逐渐消失，胚泡逐渐与子宫内膜相互接触，植入开始（图 12-3、图 12-4）。

图 12-4 胚泡

三、植入和蜕膜

考点：植入的概念、部位及蜕膜的分部

（一）植入

胚泡逐渐埋入子宫内膜的过程称植入，又称着床。植入开始于受精后的第 6～7 天，到第 11～12 天完成（图 12-3）。

胚泡植入时，极端滋养层首先黏附于子宫内膜表面，并分泌溶解酶溶解消化子宫内膜，随之胚泡逐渐陷入子宫内膜功能层。当胚泡全部进入子宫内膜后，子宫内膜缺口由子宫内膜上皮修复，植入结束。植入时的子宫内膜正处于分泌晚期，营养和血液供应均很丰富（图 12-5）。

图 12-5　植入的过程

胚泡植入的部位是将来形成胎盘的部位。常见的植入部位是子宫底或子宫体的上部。

植入的条件：①神经内分泌功能的协调，如雌激素和孕激素的协同作用，使子宫内膜维持在分泌期；②胚泡与子宫内膜的同步发育；③子宫腔内环境的正常。如果母体的内分泌失调，胚泡不能适时到达子宫腔，或子宫腔内有异物（如避孕环）干扰时，都会影响植入的完成。

知识链接

避　孕

常用避孕方法包括：①安全期避孕法，根据排卵规律，避免排卵期过性生活以达到避孕的目的；②口服避孕药，在抑制卵巢排卵使宫颈黏液变稠、干扰子宫内膜发育、改变输卵管蠕动、抑制或杀死精子等几个环节起作用；③外用避孕药，是化学制剂，放在阴道深处，子宫颈口附近，使精子在此处失去活动能力，不能通过子宫到达输卵管与卵子结合，所以外用避孕药又叫"杀精剂"；④男用避孕套，为屏障式避孕，避免精子与卵子相遇；⑤宫内节育器，干扰受精卵在子宫着床；⑥皮下埋植药物，通过血液循环使药物缓慢发挥作用，抑制排卵及使子宫内膜发生变化；⑦紧急避孕药，改变子宫内膜，使受精卵不能着床；⑧永久性避孕法（女性结扎输卵管、男性结扎输精管）：防止精子与卵子相遇。

（二）蜕膜

胚泡植入后的子宫内膜功能层称蜕膜，分娩时随胚胎娩出。根据蜕膜与胚胎的位置关系，将蜕膜分为 3 部分：位于胚胎深部的部分称基蜕膜，将来发育成胎盘的母体面；覆盖于胚胎子宫腔面的部分，称包蜕膜；其余部分称壁蜕膜（图 12-6）。

随着胚胎的生长发育，胚胎逐渐向子宫腔突起，包蜕膜也逐渐向壁蜕膜靠近，最终二者相贴并融合，子宫腔消失。

图 12-6　胎膜与蜕膜的关系

四、胚层的形成和分化

（一）三胚层的形成

1. 内胚层和外胚层的形成（第 2 周）　在胚泡植入的同时，胚泡的内细胞群增殖分化成两层细胞。靠近胚泡腔的一层，称内胚层。内胚层与极端滋养层之间的一层称外胚层。内胚层与外胚层紧密相贴，形成一个圆盘状的结构，称二胚层胚盘。胚盘是形成胎儿的原基。

在内、外胚层形成的同时，外胚层的背侧出现一腔，称羊膜腔，由羊膜上皮和外胚层围成，内含羊水。在内胚层的腹侧出现一囊，称卵黄囊，由内胚层细胞围成。

2. 中胚层的形成（第 3 周） 胚胎的第 3 周初，外胚层的细胞增殖并向胚盘中轴线的一端迁移，聚集形成一细胞索，称原条。胚盘形成原条的一端为胚盘的尾端；另一端为胚盘的头端。原条的头端增厚，形成原结。原结的细胞增生并沿原条向头侧迁入内、外胚层之间形成一细胞索，称脊索。在原条形成的同时，原条的细胞向深部迁移进入内、外胚层之间，并在内、外胚层间形成一个新的细胞层，即中胚层。此时的胚盘已有内、中、外 3 个胚层。由于脊索和中胚层向头端生长速度较快，因而胚盘逐渐由圆形变成梨形，其头侧部较宽大，尾侧部较狭小（图 12-7）。

图 12-7　二胚层胚盘（背面）及中胚层的形成

原条和脊索为胚胎早期的中轴结构。原条随着中胚层的形成而消失；脊索后来退变为椎间盘中央的髓核。

（二）三胚层的早期分化

在胚胎发育过程中，结构和功能相同或相近的细胞，通过分裂增殖，形成结构和功能不同的细胞，称分化。三胚层的细胞经过增殖和分化，形成了人体的各种细胞和组织。

1. 外胚层的早期分化　在脊索的诱导下，与脊索相对的外胚层细胞分裂增生呈板状，称神经板。神经板沿中线凹陷形成神经沟。神经板两侧缘呈纵行隆起称神经褶。神经沟逐渐加深，而两侧的神经褶则逐渐向正中线靠拢并首先在神经沟中段愈合成为神经管。将来神经管的头侧部分逐渐膨大发育成脑；尾侧部分保持管状，演变成脊髓。外胚层的其余部分，演变成皮肤的表皮及其附属结构等（图 12-8）。

2. 内胚层的早期分化　胚胎第 4 周，胚胎的周缘部向腹侧卷折成为胚体。随着胚体的形成，内胚层被包入其内，形成原肠。原肠主要形成消化管、消化腺、气管、肺、膀胱及尿道等处的上皮（图 12-8）。

3. 中胚层的早期分化　靠近神经管两侧的中胚层增长变厚形成节段状的体节，将来分化成椎骨、骨骼肌和皮肤的真皮。体节外侧的中胚层称间介中胚层，分化形成泌尿生殖系统的

图 12-8　胎盘横切（示中胚层的早期分化和神经管的形成）

A. 第 17 天；B. 第 19 天；C. 第 20 天；D. 第 21 天

器官。间介中胚层外侧的中胚层称侧中胚层。在侧中胚层内形成的腔隙称胚内体腔，将来形成心包腔、胸膜腔和腹膜腔（图 12-8）。

案例分析 12-1

1．有停经史，妊娠试验阳性，B 超显示子宫内空虚，结合查体，应该诊断为异位妊娠。

2．受精卵正常的植入部位在子宫底或子宫体的上部。

3．结合受精时间和停经时间已超过 8 周，此时胚胎可初具人形。

考点：胎膜的组成

第 3 节　胎膜和胎盘

一、胎　　膜

胎膜是胎儿的附属结构，由受精卵发育而成。胎儿娩出时，胎膜即与胎儿分离并随后娩出。胎膜包括绒毛膜、羊膜、卵黄囊、尿囊和脐带，对胎儿具有保护、营养、呼吸和排泄等功能，不参与胚胎本体的形成（图 12-9）。

（一）绒毛膜

绒毛膜由滋养层和胚外中胚层发育而成。胚胎第 2 周，滋养层的细胞向周围生长，形成许多细小的突起，称绒毛。随着胚胎的发育，绒毛出现分支并逐渐增多，胚外中胚层进入绒毛的中轴部，并分化出血管，血管内含有胎儿的血液。

胚胎发育早期，绒毛膜表面的绒毛发育和分布均匀一致。之后，与包蜕膜相邻接的绒毛营养缺乏而逐渐退化消失，这部分绒毛膜称平滑绒毛膜；而与基蜕膜相邻接的绒毛因血供丰富发育旺盛，呈树枝状，这部分绒毛膜称丛密绒毛膜，构成胎盘的胎儿部分（图 12-9）。

绒毛膜的主要功能是从母体子宫吸收营养物质，供给胚胎生长发育，并排出胚胎的代谢产物。

图 12-9　胎膜的形成

图 12-10　羊膜

（二）羊膜

羊膜是半透明的薄膜。羊膜与外胚层一起围成羊膜腔，内含羊水。最初，羊膜腔位于胚盘的背侧，随着胚盘向腹侧卷折，羊膜腔也随着胚盘向胚体的腹侧扩展并包围于胚体的周围，使胎儿完全游离于羊膜腔内（图 12-10）。

羊水为淡黄色的液体，由羊膜分泌而来，其中含有一些胎儿的排泄物。羊水不断产生又不断被羊膜吸收和被胎儿吞饮，所以，羊水是不断更新的。足月胎儿的羊水含量为 1000～1500ml，若羊水少于 500ml 为羊水过少，若多于 2000ml 为羊水过多，羊水过少或过多都会影响胎儿正常发育。胎儿生活在羊水中。羊水能保护胎儿，缓冲外力对胎儿的振荡及挤压；防止胎儿与羊膜发生粘连；分娩时，羊水还有扩张子宫颈、冲洗和润滑产道的作用。

（三）卵黄囊

卵黄囊在鸟类发达，提供营养。人体由于从母体获得营养，故已趋于退化（图 12-9）。

（四）尿囊

尿囊是卵黄囊尾端的内胚层突入体蒂内形成的盲囊。人类的尿囊不发达，但尿囊的血管最后演变成脐动、静脉（图 12-9）。

（五）脐带

脐带是连于胎儿脐部和胎盘之间的一条圆索状结构。其直径为 1.5～2cm，长约 55cm，其内有一对脐动脉、一条脐静脉，脐带是连接胎儿与胎盘的血管通道（图 12-9、图 12-10）。

考点：胎盘的功能

二、胎　　盘

（一）胎盘的形态

胎盘呈圆盘状，直径为 15～20cm，重约 500 克。胎盘的胎儿面覆盖有羊膜，表面光滑，其中央与脐带相连；胎盘的母体面粗糙，由浅沟将其分为 15～20 个胎盘小叶（图 12-11）。

（二）胎盘的构造

胎盘由母体的基蜕膜和胎儿的丛密绒毛膜共同构成。胎盘小叶之间有基蜕膜所形成的胎盘隔，胎盘隔与绒毛之间的腔隙称绒毛间隙，其内充满母体的血液，绒毛即浸浴在绒毛间隙内的母体血液中（图 12-12）。胎儿血液和母体血液在胎盘内进行物质交换所通过的结构称胎盘屏障。

图 12-11 胎盘整体观

A. 胎儿面；B. 母体面

图 12-12 胎盘结构模式图

（三）胎盘的功能

1. 物质交换　胎儿的血液流经胎盘时，从母体的血液中获得营养物质和 O_2，同时将胎儿血液中的 CO_2 及其他代谢产物排入母体血液内，再经母体血液循环排出体外。

2. 分泌激素

（1）绒毛膜促性腺激素：促进母体卵巢内黄体的生长发育，以维持妊娠。在受精后的第 2 周，绒毛膜促性腺激素即开始在孕妇的尿中出现，故临床常检查孕妇尿中有无此种激素作为早期妊娠的诊断。

（2）雌激素和孕激素：维持妊娠。

（3）胎盘催乳素：促进母体乳腺生长发育。

3. 防御屏障　胎盘屏障能阻止母体血液中的大分子物质进入胎儿体内，对发育中的胎儿具有保护作用，但对抗体、大多数药物、部分病毒和螺旋体等无屏障作用。

第 4 节　胎儿的血液循环

胎儿与外界的物质交换必须通过胎盘来进行，所以胎儿心血管系统的结构特点与成人不同。

一、胎儿心血管系统的结构特点

1. 卵圆孔　在房间隔右面的尾侧部，左、右心房经此孔相通。
2. 动脉导管　是一条连通肺动脉干和主动脉弓的血管。
3. 脐动脉　一对，自髂总动脉发出，经胎儿脐部进入脐带。
4. 脐静脉和静脉导管　脐静脉一条，经胎儿脐部进入其体内，入肝后，续为静脉导管，并有分支通肝血窦，静脉导管最终注入下腔静脉。

二、胎儿出生后心血管系统的变化

胎儿出生后，胎盘循环停止，肺开始呼吸，肺循环血流增大，于是，心血管系统发生下述变化：

1. 卵圆孔闭锁　胎儿出生后，卵圆孔闭锁，并在房间隔的右面形成卵圆窝。
2. 动脉导管　出生后动脉导管逐渐闭锁，形成动脉韧带。如果出生后半年仍不闭锁，称动脉导管未闭。
3. 脐动脉　近侧段形成膀胱上动脉，远侧段闭锁。
4. 脐静脉和静脉导管　分别形成肝圆韧带和静脉韧带。

新生儿心血管系统的结构经上述变化后，血液循环的途径即与成年人的相同。

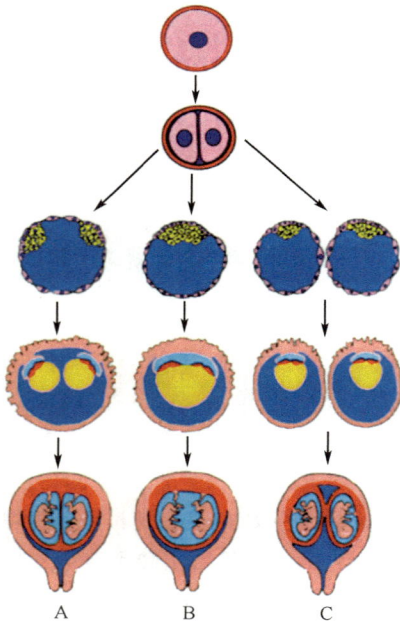

图 12-13　双胎的形成类型及其与胎膜、胎盘的关系

A. 一个胚泡内出现两个内细胞群；
B. 一个胚盘形成两个原条；
C. 一个受精卵形成两个胚泡

第5节　双胎、多胎和连胎

一、双　　胎

一次分娩出生两个胎儿的现象，称双胎或孪生。

（一）单卵双胎

由一个受精卵发育成两个胎儿，称单卵双胎，又称真孪生。有以下 3 种形式：①由一个受精卵分裂形成两个胚泡，两个胚泡各发育成一个胎儿；②在一个胚泡内形成两个内细胞群，两个内细胞群各发育成一个胎儿；③形成两个原条，各自诱导发育成两个完整的胚胎。单卵双胎的两个婴儿，性别相同，外貌相似，相互之间的器官移植不产生排斥反应（图 12-13）。

（二）双卵双胎

一次排两个卵，两个卵均受精，分别发育成一个胎儿，称双卵双胎，又称假孪生。双卵双胎的两个胎儿，性别相同或不同，相貌似一般的兄弟姐妹。

二、多　　胎

多胎是一次出生三个以上的胎儿。

三、连　　胎

连体双胎多来自两个未完全分离的单卵双胎，可发生不同部位的连体，如头部连胎、胸腹联胎和臀部联胎等（图 12-14）。

图 12-14　连体双胎模式图
A. 胸腹连胎；B. 臀连胎；C. 头连胎；D. 寄生胎

小　结

通过学习我们了解了男、女性生殖细胞的发生，受精的过程、意义，胚泡的植入，胚盘的形成，三胚层的分化等胚胎的早期发育过程；了解了胎膜、胎盘的组成特点及功能；了解了双胎、多胎及连胎的产生机制，对人类的繁衍与进化及优生优育有了更深的理解。

自　测　题

一、选择题

（一）A₁ 型题

1.受精的部位常发生在（　　　）

A.输卵管子宫部　　B.输卵管峡

C.输卵管腹壶部　　D.输卵管漏斗

E.以上都对

2.胚泡植入的正常部位是在（　　　）

A.输卵管腹壶部　　B.子宫底

C.子宫峡　　　　　D.子宫颈

E.子宫底或子宫体上部

3.参与构成胎盘的结构是（　　　）

A.包蜕膜　　　　　B.壁蜕膜

C.基蜕膜　　　　　D.羊膜

E.以上都不是

4.由中胚层分化形成的器官是（　　　）

A.肝　　　　　　　B.胃

C.肠　　　　　　　D.肺

E.肾

5.精子获得受精能力的部位在（　　　）

A.精曲小管　　　　B.附睾管

C.输精管　　　　　D.男性尿道

E.女性生殖管道

6.植入子宫内膜的结构是（　　　）

A.受精卵　　　　　B.卵裂球

C.桑椹胚　　　　　D.胚泡

E.胚盘

7.受精时，产生男婴的精子的染色体核型是（　　　）

A.23，X　　　　　B.23，Y

C.22，X　　　　　D.22，Y

E.46，XY

8.不属于胎膜的结构是（　　　）

A.羊膜　　　　　　B.卵黄囊

C.壁蜕膜　　　　　D.脐带

E.尿囊

9.胚体演变初具人形是在受精后（　　　）

A.第 4 周末　　　　B.第 6 周末

C.第 8 周末　　　　D.第 10 周末

E.第 12 周末

（二）A₂ 型题

10.患者，女性，30 岁，停经 50 天，阴道不规则流血 6 天，下腹隐痛 1 天。入院检查：尿妊娠试验阳性。阴道检查：阴道通畅，少量暗红色血迹，宫颈光，肥大，子宫前位，略大，质软，轻压痛，双侧附件区增厚，轻压痛，触及一囊性包块，临床诊断为异位妊娠。下列属于胚泡植入的正常位置是（   ）

A. 子宫底　　　　B. 子宫颈

C. 输卵管子宫部　　D. 输卵管伞

E. 输卵管壶腹

（三）X 型题

11. 受精的意义在于（   ）

A. 决定性别

B. 产生新个体

C. 维持物种的稳定性

D. 确定植入部位

E. 使新个体具有不同于亲代的遗传特性

12. 蜕膜分为（   ）

A. 基蜕膜　　　　B. 包蜕膜

C. 壁蜕膜　　　　D. 绒毛膜

E. 羊膜

13. 构成胚泡的结构包括（   ）

A. 内细胞群　　　B. 滋养层

C. 胚泡腔　　　　D. 外胚层

E. 内胚层

二、问答题

1. 简述植入的过程和正常部位。

2. 简述胎膜的组成和胎盘的功能。

（张维烨）

参 考 文 献

柏树令，应大君，2013. 系统解剖学. 第 8 版. 北京：人民卫生出版社

傅玉峰，余寅，2015. 人体解剖学与组织胚胎学. 北京：科学出版社

刘东方，黄嫦斌，2017. 解剖学基础. 第 2 版. 北京：科学出版社

罗建文，谭毅，史铀，2014. 人体解剖学与组织胚胎学. 第 2 版. 北京：科学出版社

王之一，高云兰，2015. 解剖学基础. 第 2 版. 北京：科学出版社

王之一，王俊帜，2013. 解剖学基础. 第 2 版. 北京：科学出版社

杨壮来，牟兆新，2011. 人体结构学. 第 2 版. 北京：人民卫生出版社

邹仲之，李继承，2013. 组织学与胚胎学. 第 8 版. 北京：人民卫生出版社

教学基本要求

一、课程性质

《解剖学与组织胚胎学基础》是中等职业教育医药卫生类专业的一门重要专业核心课程。本课程的主要内容是讲授正常人体形态结构和人体发生发育规律。其任务是使学生获取职业岗位所必需的人体形态结构的基本知识、基本理论和基本技能。本课程的后续课程包括病理解剖基础等。

二、课程目标

（一）职业素养目标

1. 具有科学的思维能力，具有分析问题和解决问题的工作能力和工作态度。
2. 具有良好的职业道德和救死扶伤、爱岗敬业、乐于奉献、精益求精的职业素质。
3. 具有团结协作、勇于吃苦的良好品德。

（二）专业知识和技能目标

1. 掌握正常人体形态结构的基本理论和基本概念。
2. 掌握人体主要器官的位置、形态和结构。
3. 熟练掌握人体主要器官的位置和毗邻、形态和结构。

三、教学时间分配

章次	教学内容	理论	实践	合计
一	绪论	2	0	2
二	细胞与基本组织	6	2	8
三	运动系统	10	4	14
四	消化系统	10	2	12
五	呼吸系统	4	2	6
六	泌尿系统	3	2	5
七	生殖系统	5	2	7
八	脉管系统	8	6	14
九	感觉器	4	2	6
十	神经系统	12	4	16
十一	内分泌系统	2	2	4
十二	人体胚胎学概要	6	2	8
合　计		72	30	102

四、课程内容和要求

章次	教学内容	教学要求	教学活动参考	参考学时 理论	参考学时 实践
一、绪论	（一）解剖学与组织胚胎学基础的定义及地位	了解	理论讲授情境教学		
	（二）人体的组成和分部	掌握		2	
	（三）解剖学与组织胚胎学基础常用术语	掌握			
	（四）学习解剖学与组织胚胎学基础的基本观点和方法	了解			
二、细胞与基本组织	（一）细胞	熟悉	理论讲授情境教学		
	1．细胞的形态				
	2．细胞的结构			6	
	（二）上皮组织	了解			
	（三）结缔组织	熟悉			
	（四）肌组织	了解			
	（五）神经组织	熟悉			
	显微镜的使用和基本组织的观察	熟练掌握	技能实践		2
三、运动系统	（一）骨与骨连结		理论讲授多媒体演示情境教学讨论		
	1．概述				
	（1）骨的分类	掌握			
	（2）骨的构造	掌握			
	（3）骨的化学成分和物理特性	了解			
	（4）骨连结	掌握			
	2．躯干骨及其连结	熟悉			
	3．颅骨及其连结	了解			
	4．四肢骨及其连结	熟悉		10	
	（二）骨骼肌	熟悉			
	1．概述				
	2．头肌				
	3．颈肌				
	4．躯干肌				
	5．四肢肌				
	全身骨及其连结的观察	学会	技能实践		4
	全身骨骼肌的观察	学会			
四、消化系统	（一）概述	掌握			
	1．消化系统的组成				
	2．胸腹部的标志线				

章次	教学内容	教学要求	教学活动参考	参考学时 理论	参考学时 实践
四、消化系统	及腹部的分区		理论讲授多媒体演示情景教学讨论		
	（二）消化管	掌握			
	（三）消化腺	掌握			
	（四）腹膜	了解		10	
	1．腹膜及腹膜腔的概念				
	2．腹膜与脏器的关系				
	3．腹膜形成的主要结构				
	消化系统各器官形态结构位置的观察	熟练掌握	技能实践		2
五、呼吸系统	（一）呼吸道	熟悉	理论讲授多媒体演示情景教学讨论		
	1．鼻				
	2．咽（见消化系统）				
	3．喉				
	4．气管与主支气管				
	（二）肺				
	1．肺的位置和形态	掌握			
	2．肺内支气管和支气管肺段	熟悉			
	3．肺的微细结构	熟悉			
	4．肺的血管	了解			
	（三）胸膜	熟悉			
	1．胸膜与胸膜腔的概念			4	
	2．胸膜的分部及胸膜隐窝				
	（四）纵隔	了解			
	1．纵隔的概念及境界				
	2．纵隔的分部及内容				
	呼吸系统各器官形态结构位置的观察	熟练掌握	技能实践		2
六、泌尿系统	（一）肾		理论讲授多媒体演示情景教学讨论		
	1．肾的形态	掌握			
	2．肾的位置	掌握			
	3．肾的剖面结构	熟悉			
	4．肾的被膜	熟悉			
	5．肾的微细结构	熟悉			
	6．肾的血液循环特点	了解			

章次	教学内容	教学要求	教学活动参考	参考学时 理论	参考学时 实践	章次	教学内容	教学要求	教学活动参考	参考学时 理论	参考学时 实践
六、泌尿系统	（二）输尿管	了解	理论讲授	3		九、感觉器	（一）眼		理论讲授		
	（三）膀胱						1. 眼球	掌握	多媒体		
	1. 膀胱的形态	掌握	多媒体				2. 眼副器	熟悉	演示		
	2. 膀胱的位置和毗邻	熟悉	演示 情景				3. 眼的血管	了解	情景	4	
	3. 膀胱壁的结构	了解	教学				（二）耳	熟悉	教学		
	（四）尿道	熟悉	讨论				1. 外耳		讨论		
	泌尿系统主要器官形态结构位置的观察	学会	技能实践		2		2. 中耳				
							3. 内耳				
七、生殖系统	（一）男性生殖系统	熟悉	理论讲授				（三）皮肤	熟悉			
	1. 内生殖器						1. 皮肤的结构				
	2. 外生殖器		多媒体				2. 皮肤的附属器				
	3. 男性尿道		演示				感觉器形态结构位置的观察	熟练掌握	技能实践		2
	（二）女性生殖系统		情景			十、神经系统	（一）中枢神经系统		理论讲授		
	1. 内生殖器	掌握	教学				1. 脊髓	掌握	讲授		
	2. 外生殖器	了解	讨论	5			2. 脑	熟悉	多媒体		
	（三）乳房和会阴	了解					3. 脑和脊髓的被膜	了解	演示		
	男、女性生殖系统主要器官形态结构位置的观察	学会	技能实践		2		4. 脑脊液及其循环	掌握	情景		
八、脉管系统	（一）概述	掌握					5. 脑和脊髓的血管	熟悉	教学		
	（二）心血管系统		理论讲授				（二）周围神经系统		讨论		
	1. 心						1. 脊神经	熟悉	案例分析	12	
	（1）心的位置和外形	掌握	多媒体				2. 脑神经	了解			
	（2）心腔的结构	掌握	演示				3. 内脏神经	了解			
	（3）心壁的结构与心的传导系统	熟悉	情景 教学				脊髓和脑形态位置的观察	学会	技能实践		4
	（4）心的血管	了解	讨论				脊神经、脑神经和内脏神经的观察	学会			
	（5）心包	了解				十一、内分泌系统	（一）甲状腺		理论讲授		
	（6）心的体表投影	熟悉					1. 甲状腺的形态和位置	掌握	讲授 多媒体		
	2. 血管			8			2. 甲状腺的微细结构	熟悉	演示 情景		
	（1）血管的分类及结构特点	了解					（二）甲状旁腺		教学		
	（2）肺循环的血管	了解					1. 甲状旁腺的形态和位置	掌握	讨论		
	（3）体循环的动脉	熟悉					2. 甲状旁腺的微细结构	熟悉			
	（4）体循环的静脉	掌握					（三）肾上腺	熟悉		2	
	（三）淋巴系统	了解					1. 肾上腺的形态和位置				
	1. 淋巴管道						2. 肾上腺的微细结构				
	2. 淋巴器官						（四）垂体	掌握			
	心形态结构位置的观察	熟练掌握	技能实践	6			1. 垂体的形态和位置				
	体循环的血管和淋巴系统的观察	学会									
	心及血管微细结构的观察	学会									

续表

章次	教学内容	教学要求	教学活动参考	参考学时		章次	教学内容	教学要求	教学活动参考	参考学时	
				理论	实践					理论	实践
十一、内分泌系统	2. 垂体的微细结构	了解				十二、人体胚胎学概要	4. 胚层的形成和分化				
	（五）松果体	了解					（三）胎膜和胎盘	掌握			
	内分泌系统各器官形态结构位置的观察	熟练掌握	技能实践		2		1. 胎膜				
							2. 胎盘				
							（四）胎儿的血液循环	了解			
十二、人体胚胎学概要	（一）生殖细胞的发育	熟悉	理论讲授				1. 胎儿心血管系统的结构特点				
	1. 精子的发生和成熟		多媒体演示				2. 胎儿出生后心血管系统的变化				
	2. 卵子的发生和成熟		情景教学				（五）双胎、多胎和连胎	了解			
	（二）胚胎的早期发育	了解	讨论	6			1. 双胎				
	1. 受精						2. 多胎				
	2. 卵裂和胚泡形成						3. 连胎		技能		
	3. 植入和蜕膜						人体胚胎模型观察	学会	实践		2

五、说　　明

（一）教学安排

本教学大纲主要供中等卫生职业教育医药卫生类专业教学使用，第一学期开设，总学时为102学时，其中理论教学72学时，实践教学30学时。学分为6学分。

（二）教学要求

1. 本课程对理论部分教学要求分为掌握、熟悉、了解3个层次。"掌握"是指对基本知识、基本理论有较深刻的认识，并能综合、灵活地运用所学的知识解决实际问题。"熟悉"是指能够领会概念、原理的基本含义。"了解"是指对基本知识、基本理论能有一定的认识，能够记忆所学的知识要点。

2. 本课程重点突出以岗位胜任力为导向的教学理念，在实践技能方面分为熟练掌握和学会2个层次。"熟练掌握"是指能独立、规范地观察人体重要器官的形态位置和结构，完成各项实验操作。"学会"是指在教师的指导下能初步实施人体器官形态位置和结构的观察。

（三）教学建议

1. 本课程依据医药卫生类专业岗位的工作任务、职业能力要求，强化理论实践一体化，突出"做中学、做中教"的职业教育特色，根据培养目标、教学内容和学生的学习特点以及职业资格考核要求，提倡项目教学、案例教学、任务教学、角色扮演、情境教学等方法，将学生的自主学习、合作学习和教师引导教学等教学组织形式有机结合。

2. 教学过程中，可通过测验、观察记录、技能考核和理论考试等多种形式对学生的职业素养、专业知识和技能进行综合考评。综合考评应体现评价主体的多元化、评价过程的多元化、评价方式的多元化。评价内容不仅要关注学生对知识的理解和技能的掌握，更要关注知识在专业实践中的运用与解决实际问题的能力水平，重视学生职业素质的形成。

自测题选择题参考答案

第1章 绪 论

一、选择题

（一）A₁型题

1. C 2. B 3. C 4. E

（二）X型题

5. BCDE

第2章 细胞与基本组织

一、选择题

（一）A₁型题

1. E 2. C 3. C 4. C 5. C

（二）A₂型题

6. D 7. B

（三）X型题

8. ABCDE 9. ABCDE

第3章 运动系统

一、选择题

（一）A₁型题

1. B 2. B 3. A 4. B 5. A

6. E 7. D 8. C 9. D

10. B

（二）A₂型题

11. C

（三）X型题

12. ACE 13. CD

第4章 消化系统

一、选择题

（一）A₁型题

1. C 2. E 3. D 4. B 5. A

6. E 7. B 8. A 9. C

10. D

（二）A₂型题

11. D

（三）X型题

12. ABCDE 13. ABE 14. ACD

第5章 呼吸系统

一、选择题

（一）A₁型题

1. B 2. A 3. C 4. D 5. A

（二）A₂型题

6. C

（三）X型题

7. ACD 8. ABC 9. BCDE

第6章 泌尿系统

一、选择题

（一）A₁型题

1. C 2. A 3. B 4. A 5. E

（二）A₂型题

6. B

（三）X型题

7. AB 8. ABC 9. ACD 10. BCD

第7章 生殖系统

一、选择题

（一）A₁型题

1. A 2. A 3. B 4. A 5. D

（二）A₂型题

6. C

（三）X型题

7. ABCD 8. ABCDE 9. CDE

第8章 脉管系统

一、选择题

（一）A₁型题

1. C 2. C 3. D 4. D 5. C 6. C

（二）A₂型题

7. C

（三）X型题

8. ABCD 9. ABCDE 10. CDE

第9章 感觉器

一、选择题

（一）A₁型题

1. A 2. C 3. B 4. C 5. C

（二）X型题

6. ABD 7. BCDE 8. ADE

第10章 神经系统

一、选择题

（一）A₁型题

1. A 2. B 3. B 4. B 5. D

6．D　7．A　8．C　9．A　10．C

（二）A_2 型题

11．E

（三）X 型题

12．ABC　13．ABCDE　14．ABCD

第 11 章　内分泌系统

一、选择题

（一）A_1 型题

1．C　2．B　3．E

（二）X 型题

4．BCDE　5．BC

第 12 章　人体胚胎学概要

一、选择题

（一）A_1 型题

1．C　2．E　3．C　4．C　5．E

6．D　7．B　8．C　9．C

（二）A_2 型题

10．A

（三）X 型题

11．ABCE　12．ABC　13．ABC